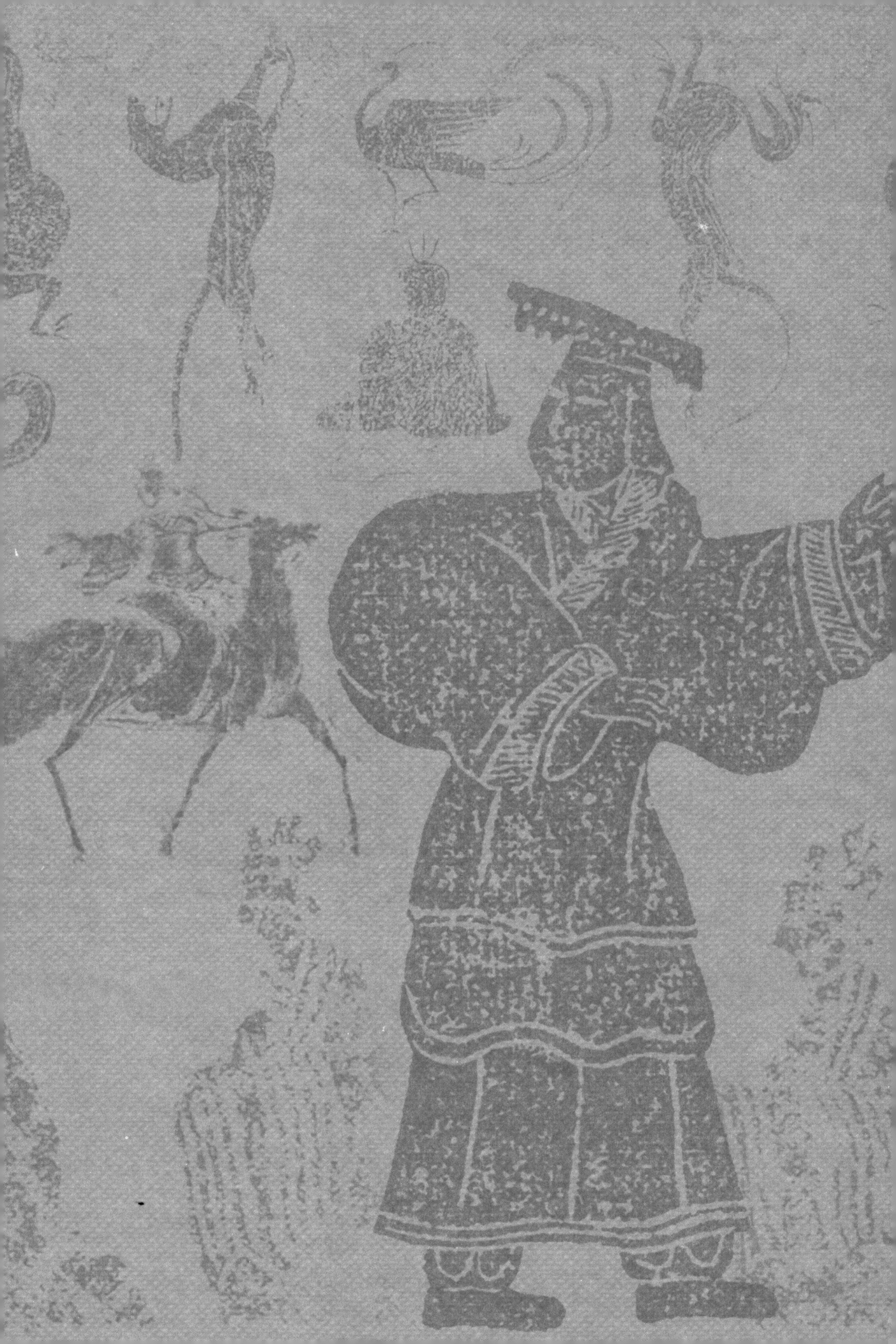

中国古医籍整理丛书

订正医圣全集

清·李缵文 著

周毅萍 校注

中国中医药出版社

·北 京·

图书在版编目（CIP）数据

订正医圣全集/（清）李缵文著；周毅萍校注．—北京：中国中医药出版社，2016.11

（中国古医籍整理丛书）

ISBN 978－7－5132－3253－1

Ⅰ．①订…　Ⅱ．①李…　②周…　Ⅲ．①中医学—临床医学—经验—中国—清代　Ⅳ．①R249.49

中国版本图书馆CIP数据核字（2016）第066219号

中国中医药出版社出版
北京市朝阳区北三环东路28号易亨大厦16层
邮政编码　100013
传真　010 64405750
保定市中画美凯印刷有限公司印刷
各地新华书店经销

*

开本710×1000　1/16　印张21　字数181千字
2016年11月第1版　2016年11月第1次印刷
书　号　ISBN 978－7－5132－3253－1

*

定价　65.00元
网址　www.cptcm.com

社长热线　010 64405720
购书热线　010 64065415　010 64065413
微信服务号　zgzyycbs
书店网址　csln.net/qksd/
官方微博　http://e.weibo.com/cptcm
淘宝天猫网址　http://zgzyycbs.tmall.com

国家中医药管理局
中医药古籍保护与利用能力建设项目
组织工作委员会

主　任　委　员　王国强

副 主 任 委 员　王志勇　李大宁

执行主任委员　曹洪欣　苏钢强　王国辰　欧阳兵

执行副主任委员　李　昱　武　东　李秀明　张成博

委　　　　员

各省市项目组分管领导和主要专家

（山东省）武继彪　欧阳兵　张成博　贾青顺

（江苏省）吴勉华　周仲瑛　段金廒　胡　烈

（上海市）张怀琼　季　光　严世芸　段逸山

（福建省）阮诗玮　陈立典　李灿东　纪立金

（浙江省）徐伟伟　范永升　柴可群　盛增秀

（陕西省）黄立勋　呼　燕　魏少阳　苏荣彪

（河南省）夏祖昌　刘文第　韩新峰　许敬生

（辽宁省）杨关林　康廷国　石　岩　李德新

（四川省）杨殿兴　梁繁荣　余曙光　张　毅

各项目组负责人

王振国（山东省）　王旭东（江苏省）　张如青（上海市）

李灿东（福建省）　陈勇毅（浙江省）　焦振廉（陕西省）

蔡永敏（河南省）　鞠宝兆（辽宁省）　和中浚（四川省）

项目专家组

顾　问　马继兴　张灿玾　李经纬

组　长　余瀛鳌

成　员　李致忠　钱超尘　段逸山　严世芸　鲁兆麟
郑金生　林端宜　欧阳兵　高文柱　柳长华
王振国　王旭东　崔　蒙　严季澜　黄龙祥
陈勇毅　张志清

项目办公室（组织工作委员会办公室）

主　任　王振国　王思成

副主任　王振宇　刘群峰　陈榕虎　杨振宁　朱毓梅
刘更生　华中健

成　员　陈丽娜　邱　岳　王　庆　王　鹏　王春燕
郭瑞华　宋咏梅　周　扬　范　磊　张永泰
罗海鹰　王　爽　王　捷　贺晓路　熊智波

秘　书　张丰聪

前言

中医药古籍是传承中华优秀文化的重要载体，也是中医学传承数千年的知识宝库，凝聚着中华民族特有的精神价值、思维方法、生命理论和医疗经验，不仅对于传承中医学术具有重要的历史价值，更是现代中医药科技创新和学术进步的源头和根基。保护和利用好中医药古籍，是弘扬中国优秀传统文化、传承中医学术的必由之路，事关中医药事业发展全局。

1949 年以来，在政府的大力支持和推动下，开展了系统的中医药古籍整理研究。1958 年，国务院科学规划委员会古籍整理出版规划小组在北京成立，负责指导全国的古籍整理出版工作。1982 年，国务院古籍整理出版规划小组召开全国古籍整理出版规划会议，制定了《古籍整理出版规划（1982—1990）》，卫生部先后下达了两批 200 余种中医古籍整理任务，掀起了中医古籍整理研究的新高潮，对中医文化与学术的弘扬、传承和发展，发挥了极其重要的作用，产生了不可估量的深远影响。

2007 年《国务院办公厅关于进一步加强古籍保护工作的意见》明确提出进一步加强古籍整理、出版和研究利用，以及

"保护为主、抢救第一、合理利用、加强管理"的方针。2009年《国务院关于扶持和促进中医药事业发展的若干意见》指出，要"开展中医药古籍普查登记，建立综合信息数据库和珍贵古籍名录，加强整理、出版、研究和利用"。《中医药创新发展规划纲要（2006—2020）》强调继承与创新并重，推动中医药传承与创新发展。

2003~2010年，国家财政多次立项支持中国中医科学院开展针对性中医药古籍抢救保护工作，在中国中医科学院图书馆设立全国唯一的行业古籍保护中心，影印抢救濒危珍本、孤本中医古籍1640余种；整理发布《中国中医古籍总目》；遴选351种孤本收入《中医古籍孤本大全》影印出版；开展了海外中医古籍目录调研和孤本回归工作，收集了11个国家和2个地区137个图书馆的240余种书目，基本摸清流失海外的中医古籍现状，确定国内失传的中医药古籍共有220种，复制出版海外所藏中医药古籍133种。2010年，国家财政部、国家中医药管理局设立"中医药古籍保护与利用能力建设项目"，资助整理400余种中医药古籍，并着眼于加强中医药古籍保护和研究机构建设，培养中医古籍整理研究的后备人才，全面提高中医药古籍保护与利用能力。

在此，国家中医药管理局成立了中医药古籍保护和利用专家组和项目办公室，专家组负责项目指导、咨询、质量把关，项目办公室负责实施过程的统筹协调。专家组成员对古籍整理研究具有丰富的经验，有的专家从事古籍整理研究长达70余年，深知中医药古籍整理研究的重要性、艰巨性与复杂性，履行职责认真务实。专家组从书目确定、版本选择、点校、注释等各方面，为项目实施提供了强有力的专业指导。老一辈专家的学术水平和智慧，是项目成功的重要保证。项目承担单位山东中医药大学、南京中医药大学、上海中医药大学、福建中医药大学、浙江省中医药研究院、陕西省中医药研究院、河南省中医药研究院、辽宁中医药大学、成都中医药大学及所在省市中医药管理部门精心组织，充分发挥区域间互补协作的优势，并得到承担项目出版工作的中国中医药出版社大力配合，全面推进中医药古籍保护与利用网络体系的构建和人才队伍建设，使一批有志于中医学术传承与古籍整理工作的人才凝聚在一起，研究队伍日益壮大，研究水平不断提高。

本着“抢救、保护、发掘、利用”的理念，该项目重点选择近60年未曾出版的重要古医籍，综合考虑所选古籍的保护价值、学术价值和实用价值。400余种中医药古籍涵盖了医经、基础理论、诊法、伤寒金匮、温病、本草、方书、内科、外科、女科、儿科、伤科、眼科、咽喉口齿、针灸推拿、养生、医案医话医论、医史、临证综合等门类，跨越唐、宋、金元、明以迄清末。全部古籍均按照项目办公室组织完成的行业标准《中医古籍整理规范》及《中医药古籍整理细则》进行整理校注，绝大多数中医药古籍是第一次校注出版，一批孤本、稿本、抄本更是首次整理面世。对一些重要学术问题的研究成果，则集中收录于各书的“校注说明”或“校注后记”中。

“既出书又出人”是本项目追求的目标。近年来，中医药古籍整理工作形势严峻，老一辈逐渐退出，新一代普遍存在整理研究古籍的经验不足、专业思想不坚定等问题，使中医古籍整理面临人才流失严重、青黄不接的局面。通过本项目实施，搭建平台，完善机制，培养队伍，提升能力，经过近5年的建设，锻炼了一批优秀人才，老中青三代齐聚一堂，有效地稳定了研究队伍，为中医药古籍整理工作的开展和中医文化与学术的传承提供必备的知识和人才储备。

本项目的实施与《中国古医籍整理丛书》的出版，对于加强中医药古籍文献研究队伍建设、建立古籍研究平台，提高古籍整理水平均具有积极的推动作用，对弘扬我国优秀传统文化，推进中医药继承创新，进一步发挥中医药服务民众的养生保健与防病治病作用将产生深远影响。

第九届、第十届全国人大常委会副委员长许嘉璐先生，国家卫生计生委副主任、国家中医药管理局局长、中华中医药学会会长王国强先生，我国著名医史文献专家、中国中医科学院马继兴先生在百忙之中为丛书作序，我们深表敬意和感谢。

由于参与校注整理工作的人员较多，水平不一，诸多方面尚未臻完善，希望专家、读者不吝赐教。

国家中医药管理局中医药古籍保护与利用能力建设项目办公室

二〇一四年十二月

许 序

“中医”之名立，迄今不逾百年，所以冠以“中”字者，以别于“洋”与“西”也。慎思之，明辨之，斯名之出，无奈耳，或亦时人不甘泯没而特标其犹在之举也。

前此，祖传医术（今世方称为“学”）绵延数千载，救民无数；华夏屡遭时疫，皆仰之以度困厄。中华民族之未如印第安遭染殖民者所携疾病而族灭者，中医之功也。

医兴则国兴，国强则医强。百年运衰，岂但国土肢解，五千年文明亦不得全，非遭泯灭，即蒙冤扭曲。西方医学以其捷便速效，始则为传教之利器，继则以“科学”之冕畅行于中华。中医虽为内外所夹击，斥之为蒙昧，为伪医，然四亿同胞衣食不保，得获西医之益者甚寡，中医犹为人民之所赖。虽然，中国医学日益陵替，乃不可免，势使之然也。呜呼！覆巢之下安有完卵?

嗣后，国家新生，中医旋即得以重振，与西医并举，探寻结合之路。今也，中华诸多文化，自民俗、礼仪、工艺、戏曲、历史、文学，以至伦理、信仰，皆渐复起，中国医学之兴乃属必然。

迄今中医犹为国家医疗系统之辅，城市尤甚。何哉？盖一则西医赖声、光、电技术而于20世纪发展极速，中医则难见其进。二则国人惊羡西医之“立竿见影”，遂以为其事事胜于中医。然西医已自觉将入绝境：其若干医法正负效应相若，甚或负远逾于正；研究医理者，渐知人乃一整体，心、身非如中世纪所认定为二对立物，且人体亦非宇宙之中心，仅为其一小单位，与宇宙万象万物息息相关。认识至此，其已向中国医学之理念“靠拢”矣，虽彼未必知中国医学何如也。唯其不知中国医理何如，纯由其实践而有所悟，益以证中国之认识人体不为伪，亦不为玄虚。然国人知此趋向者，几人？

国医欲再现宋明清高峰，成国中主流医学，则一须继承，一须创新。继承则必深研原典，激清汰浊，复吸纳西医及我藏、蒙、维、回、苗、彝诸民族医术之精华；创新之道，在于今之科技，既用其器，亦参照其道，反思己之医理，审问之，笃行之，深化之，普及之，于普及中认知人体及环境古今之异，以建成当代国医理论。欲达于斯境，或需百年欤？予恐西医既已醒悟，若加力吸收中医精粹，促中医西医深度结合，形成21世纪之新医学，届时“制高点”将在何方？国人于此转折之机，能不忧虑而奋力乎？

予所谓深研之原典，非指一二习见之书、千古权威之作；就医界整体言之，所传所承自应为医籍之全部。盖后世名医所著，乃其秉诸前人所述，总结终生行医用药经验所得，自当已成今世、后世之要籍。

盛世修典，信然。盖典籍得修，方可言传言承。虽前此50余载已启医籍整理、出版之役，惜旋即中辍。阅20载再兴整理、出版之潮，世所罕见之要籍千余部陆续问世，洋洋大观。

今复有“中医药古籍保护与利用能力建设”之工程，集九省市专家，历经五载，董理出版自唐迄清医籍，都400余种，凡中医之基础医理、伤寒、温病及各科诊治、医案医话、推拿本草，俱涵盖之。

噫！璐既知此，能不胜其悦乎？汇集刻印医籍，自古有之，然孰与今世之盛且精也！自今而后，中国医家及患者，得览斯典，当于前人益敬而畏之矣。中华民族之屡经灾难而益蕃，乃至未来之永续，端赖之也，自今以往岂可不后出转精乎？典籍既蜂出矣，余则有望于来者。

谨序。

第九届、十届全国人大常委会副委员长

許嘉璐

二〇一四年冬

王 序

中医学是中华民族在长期生产生活实践中，在与疾病作斗争中逐步形成并不断丰富发展的医学科学，是中国古代科学的瑰宝，为中华民族的繁衍昌盛作出了巨大贡献，对世界文明进步产生了积极影响。时至今日，中医学作为我国医学的特色和重要医药卫生资源，与西医学相互补充、相互促进、协调发展，共同担负着维护和促进人民健康的任务，已成为我国医药卫生事业的重要特征和显著优势。

中医药古籍在存世的中华古籍中占有相当重要的比重，不仅是中医学术传承数千年最为重要的知识载体，也是中医为中华民族繁衍昌盛发挥重要作用的历史见证。中医药典籍不仅承载着中医的学术经验，而且蕴含着中华民族优秀的思想文化，凝聚着中华民族的聪明智慧，是祖先留给我们的宝贵物质财富和精神财富。加强对中医药古籍的保护与利用，既是中医学发展的需要，也是传承中华文化的迫切要求，更是历史赋予我们的责任。

2010 年，国家中医药管理局启动了中医药古籍保护与利用能力建设项目。这既是传承中医药的重要工程，也是弘扬优秀民族文化的重要举措，不仅能够全面推进中医药的有效继承和创新发展，为维护人民健康做出贡献，也能够彰显中华民族的璀璨文化，为实现中华民族伟大复兴的中国梦作出贡献。

相信这项工作一定能造福当今，嘉惠后世，福泽绵长。

国家卫生和计划生育委员会副主任

国家中医药管理局局长

中华中医药学会会长

王国强

二〇一四年十二月

马 序

新中国成立以来，党和国家高度重视中医药事业发展，重视古籍的保护、整理和研究工作。自1958年始，国务院先后成立了三届古籍整理出版规划小组，分别由齐燕铭、李一氓、匡亚明担任组长，主持制订了《整理和出版古籍十年规划（1962—1972）》《古籍整理出版规划（1982—1990）》《中国古籍整理出版十年规划和“八五”计划（1991—2000）》等，而第三次规划中医药古籍整理即纳入其中。1982年9月，卫生部下发《1982—1990年中医古籍整理出版规划》，1983年1月，中医古籍整理出版办公室正式成立，保证了中医古籍整理出版规划的实施。2002年2月，《国家古籍整理出版“十五”（2001—2005）重点规划》经新闻出版署和全国古籍整理出版规划领导小组批准，颁布实施。其后，又陆续制定了国家古籍整理出版“十一五”和“十二五”重点规划。国家财政多次立项支持中国中医科学院开展针对性中医药古籍抢救保护工作，文化部在中国中医科学院图书馆专门设立全国唯一的行业古籍保护中心，国家先后投入中医药古籍保护专项经费超过3000万元，影印抢救濒危珍、善、孤本中医古籍1640余种，开展了海外中医古籍目录调研和孤本回归工作。2010年，国家财政部、国家中医药管理局安排国家公共卫生专项资金，设立了“中医药古籍保护与利用能力建设项目”，这是继1982~1986年第一批、第二批重要中医药古籍整理之后的又一次大规模古籍整理工程，重点整理新中国成立后未曾出版的重要古籍，目标是形成并普及规范的通行本、传世本。

为保证项目的顺利实施，项目组特别成立了专家组，承担咨询和技术指导，以及古籍出版之前的审定工作。专家组中的许多成员虽逾古稀之年，但老骥伏枥，孜孜不倦，不仅对项目进行宏观指导和质量把关，更重要的是通过古籍整理，以老带新，言传身教，培养一批中医药古籍整理研究的后备人才，促进了中医药古籍保护和研究机构建设，全面提升了我国中医药古籍保护与利用能力。

作为项目组顾问之一，我深感中医药古籍保护、抢救与整理工作的重要性和紧迫性，也深知传承中医药古籍整理经验任重而道远。令人欣慰的是，在项目实施过程中，我看到了老中青三代的紧密衔接，看到了大家的坚持和努力，看到了年轻一代的成长。相信中医药古籍整理工作的将来会越来越好，中医药学的发展会越来越好。

欣喜之余，以是为序。

中国中医科学院研究员

马继兴

二〇一四年十二月

校注说明

《订正医圣全集》，又名《订正仲景伤寒论释义》《保寿经》，系清代李缵文著。李缵文，字彦仲，吴门（今苏州）人，清代医家，生平不详。

一、关于书名

中国中医科学院图书馆馆藏光绪十九年（1893）版本（6册），封面书名为《订正医圣全集》。作者李缵文在《保寿经针线拾遗》中提及“文刊行《保寿经》”。故本书书名亦为《保寿经》。在清宣统元年（1909）刻本（上海文瑞楼藏板）以及《中国中医古籍总目》中，本书书名均为《订正仲景伤寒论释义》。本次整理是以李缵文增补本即《订正医圣全集》为底本，全书内容包括《伤寒论》与《金匮要略》两部分，鉴此，我们遵李缵文原意及全书内容，以《订正医圣全集》作为本次整理的书名。

二、底本和校本

《订正医圣全集》，目前发现有四种版本。光绪十四年（1888）成书后，即有两个版本，一个是苏州自刻本，一个是常熟百朝坊刻本，书名为《订正仲景伤寒论释义》，又名《医圣经》。刊行后不久，在光绪十九年（1893），作者李氏对该书进行了增补，书名为《订正医圣全集》，增补部分名为《保寿经针线拾遗》，附于书末，重新进行了刊刻发行，即清光绪十九年（1893）刻本。其中增补部分以病证为纲，将仲景方药结合自己的临证心得，在病证后列出具体的治疗方法。这一部分内容对于反映李氏学术思想有重要价值。故本次校注以光绪十九年（1893）刻本为底本，该版本是现存最早的足本。

《订正仲景伤寒论释义》常熟百朝坊刻本在《中国中医古籍总目》查询显示藏于宁波图书馆，实地考察未见此书。因此，目前能看到的版本只有三种，分别为清光绪十四年（1888）苏州著者自刻本，清光绪十九年（1893）刻本，清宣统元年（1909）刻本（上海文瑞楼藏板）。

本次校注主校本为光绪十四年（1888）自刻本，参校本为清宣统元年（1909）刻本。

李氏所引《伤寒论》《金匮要略》原文主要以《医宗金鉴·订正仲景全书》为蓝本，故他校本定为：《医宗金鉴》，《仲景全书》。

三、校注方法

1. 原书为繁体竖排，今改为规范简化字横排版，并进行标点。

2. 书中引用《伤寒论》《金匮要略》原文，当影响到文义的理解，或药物剂量、药物组成有出入时，均出校说明。

3. 凡底本中因写刻致误的明显错别字，予以径改，不出校。

4. 底本、校本中皆有脱文，或模糊不清难以辨认者，以虚阙号“□”按所脱字数一一补入。

5. 原文中字词古奥，含义费解者，加以注释。凡属难字、僻字均加注音。

6. 原文中古字、异体字等直接改正，不出校。

7. 原文中不规范的中药名，如苡薏仁，统一改为薏苡仁；紫苑，统一改为紫菀；麦牙改为麦芽，连乔改为连翘。在数词后面的“立”，统一改成“粒”：方剂名中的“圆”统一改成“丸”。

8. 原书无目录，进行整理后据正文编订目录置于前，原书有李氏杜撰亲验方附于书后。

目 录

订正仲景伤寒论释义

订正仲景金匮要略释义

保寿经针线拾遗

订正仲景伤寒论释义

辨太阳病脉证并治上篇

吴子①曰：太阳主表，一身之外藩，总六经而统营卫。表气虚，营卫不能护外，邪因得乘之。卫，阳气也。营，阴血也。邪之害人，各从其类。风为阳邪，卫先受之。寒为阴邪，营先受之。卫分有汗，故为虚邪，桂枝证也。营分无汗，故为实邪，麻黄证也。营卫俱受邪，均无汗，亦为实邪，大青龙证也。大纲三法。缘风为百病之长，故以“风中卫”列为上篇；“寒伤营”“风寒两伤”，为中、下二篇。读者先于此三大纲分辨明析，临证不致以虚作实，以实作虚，误治矣。

吴夫子奉诏正医学，以仲景冠群书，圣道得昌明②宇内，厥③功伟矣。篇中称“子”，师之尊之也。

太阳之为病，脉浮，头项脑后曰项**强痛而恶寒。**三阴三阳行经穴道，《铜人图》绘之最详，都中④及各省均有买者，查阅便悉。

太阳病，发热，汗出，恶风，脉缓者，名为中风。今名重伤风，有寒热。

太阳中风，阳寸脉**浮而阴**尺脉**弱，阳浮者，热自发，阴弱者，汗自出，啬啬恶寒，淅淅恶风，翕翕发热，鼻鸣干呕者，桂枝汤主之。**主之者，一定不易之主方也。下文仿此。

---

① 吴子：对吴谦的尊称。吴谦（1689—1748），字文吉，清朝安徽歙县人。乾隆时为太医院院判。

② 昌明：发扬光大。

③ 厥：其。

④ 都中：京城。

桂枝汤方

桂枝　生姜　芍药各三两　甘草二两，炙　大枣十二枚，擘

上五味，㕮咀今云切细。三味，以水七升，微火煮，取三升，去滓，适寒温，服一升。服已，须臾，啜热稀粥一升余，以助药力。温覆令一时许。遍身漐漐微似有汗者益佳。三句，万古取汗定法。不可令如水流漓，病必不除。若一服汗出，病差，停后服，不必尽剂。若不汗，更服依前法。又不汗，后服当小促速也其间。半日许，令三服尽。若病重者，一日一夜，周时观之。服一剂尽，病证犹在者，更作服。若汗不出者，乃服至二三剂。禁生冷、黏滑、肉面、五辛、酒酪、臭恶等物。

余家男女老少，四季偶发寒热，并不管他有汗、无汗，煎桂枝汤。初服后，浑身火灼，两腿酸胀，无措置处，静忍之。再进二服，轻覆腰以下及两足，饮热汤。不到半日，汗来了，小便亦长了，轻去其覆。临卧，莲子心九根，食盐七八分，开水泡，候凉，饮一盏，安卧。至天明，寒热退尽，康健如常。若疟疾，亦照此服法。二服后，疟仍不止，方内加烧酒炒常山一钱二分，煨草果四分，未来时先服之。仙方也。余读此经，合家十余口廿七年未见丧服，三十年市医不进门，行年五十八矣。皇天后土，誓不欺人。

太阳病，发热汗出者，此为营弱卫强，故使汗出。欲救邪风者，宜桂枝汤。

病人脏无他病，时发热，时，言有时热，有时不热，欲和不能和之象。自汗出而不愈者，此卫气不和也。先其时发汗则愈，宜桂枝汤。先，言迎而夺之也，于热欲作未作之时，先服药。

病常自汗出者，此为营气和。营气和者，外不谐，以卫气不共营气谐和故尔。以营行脉中，卫行脉外，复发其汗，营卫和则愈，宜桂枝汤。

卫气透出汗孔，离人身可三五尺许。试立日光中，人影在黑墙上，四围有波纹隐隐，动摇不已者，可验卫气之出也，故曰“行脉外”。营气维营经脉，内滋脏腑，试以手向火光中照之，见肉内鲜红者，可验营气之入也，故曰“行脉中”。然二气之盛衰，全凭关元元真腐熟水谷之一气。市医可①动辄辛凉，发冷汗。取效片刻，损元真，还病不已，是名生意讹诀。

太阳病，初服桂枝汤，反烦不解者，先刺风池，穴在耳后陷中，按之引耳中者。**风府，**穴在脑后项上，入发下大筋宛宛中。余不善刺，每以刮痧法代之。**却与桂枝汤则愈。**

欲自解者，必当先烦，乃有汗而解。何以知之？脉浮故知汗出解也。

病六七日，手足三部脉皆至大烦，而口噤不能言，其人躁扰者，必欲解也。

若脉和，其人大烦，目重睑，内际黄者，此欲解也。

药不瞑眩疾不瘳②。服圣人药，病必先剧后愈，永无后患。市医见热，不肯再用桂枝托尽余邪，反以桑、丹、知、柏等清之，邪仍还内，外热似缓。间二三日，热又作，乃以花粉、栀、翘再遏之，热又缓。至七八日，热又大作，加以神昏、评语③，乃以凉膈散等下之。若强人，间亦有一下而愈者。然必形瘦虚羸，数日方得下床，虚者内陷，但云心中大热，市医咋舌曰：热入心包，奈何？乃以珠粉、犀、羚、至宝、清心、玉枢等丹丸，加以金汁④、雪水。余名之“孤注”，若开不出，立死矣。小儿被毒者尤多。呜呼痛哉！

---

① 可：却。

② 药不瞑眩疾不瘳（chōu 抽）：语出《尚书·说命篇上》：“若药不瞑眩，厥疾弗瘳”。瘳，原作“廖”，据文义改。病愈。

③ 评语：疾而寐语。

④ 金汁：粪清，即用棉纸过滤后贮藏一年以上的粪汁。

问曰：脉病欲知愈未愈者，何以别之？答曰：寸口、关上、尺中三处，大、小、浮、沉、迟、数同等，虽有寒热不解者，此脉阴阳为和平，虽剧当愈。

病有发热恶寒者，发于阳也；无热恶寒者，发于阴也。发于阳者七日愈，发于阴者六日愈。以阳数七，阴数六故也。

问曰：凡病欲知何时得，何时愈？答曰：假令夜半得病者，明日日中愈。日中得病者，夜半愈。何以言之？日中得病夜半愈者，以阳得阴则解也。夜半得病明日日中愈者，以阴得阳则解也。

太阳病，头痛至七日已上自愈者，以行其经尽①故也。若欲作再经者，针足阳明，使经不传则愈。胃之经穴，名三里，坐而竖膝、低跗，取之。重按之，跗上动脉处，刺五分，留七呼。

风家，表解而不了了者，十二日愈。

桂枝本为解肌，市医宗讹诀以柴葛解肌畔②经。若其人脉浮紧，发热，汗不出者，伤寒脉证。不可与也，常须识此，勿误也。倘伤寒误服桂枝，必烦躁，多饮热汤水，得汗出，病可立解。

若酒客病，不可与桂枝汤。得之则呕，以酒客不喜甘故也。酒客，病□喜饮酒之人，发酒病也。发热、汗出，酷类中风，但舌必黄而厚。若以甘温动胃，呕者有之。若饮酒者病犯中风，亦何忌桂枝。

原文此下有“凡服桂枝汤吐者，其后必吐脓血也”一条，讹文也，后人素嫉甘温，添此蛇足。余素嗜酒，常服姜、枣、桂枝，三十年无弊，故知讹文，不读。

太阳病，发汗，遂漏不止，其人恶风，小便难，四肢微急，难以屈伸者，桂枝加附子汤主之。汗不如法亡阳之主方。

---

① 行其经尽：太阳病阶段结束。经，这里指太阳经。

② 畔：通“叛”，背离，违背。《孟子·公孙丑下》：“寡助之至，亲戚畔之。”

桂枝加附子汤方

于桂枝汤方内加附子一枚，余依桂枝汤法。

服桂枝汤，大汗出后，大烦渴不解，脉洪大者，白虎加人参汤主之。汗出多亡津液主方。

白虎加人参汤方见《阳明篇》

太阳病三日，发汗不解，蒸蒸发热者，属胃也，调胃承气汤主之。汗不如法，热蒸胃液。

调胃承气汤方见《阳明篇》

太阳病，发汗后，大汗出，胃中干，烦躁不得眠，欲得饮水者，少少与饮之，少少，如天行雨露，万古滋干神剂，夏月饮冷水，尤宜法此。令胃气和则愈。

若脉浮，小便不利，微热，消渴者，五苓散主之。

中风发热，六七日不解而烦，有表里证。渴欲饮水，水入则吐者，名曰水逆，五苓散主之。

三条皆渴，而一则滋干，正治。下二条利小便，反治。善读者宜深思焉。

五苓散方

猪苓去黑皮　茯苓　白术各十八铢　桂半两　泽泻一两六铢

上五味为散，更于臼中杵之，白饮和，方寸匕服之。日三服，多饮暖水，汗出愈。方寸匕者，用寸许见方刀圭，斜挑药末取药，为一方寸匕。此方煎服更效。

太阳病，小便利者，以饮水多，必心下悸。小便少者，必苦里急也。

发汗后，饮水多必喘，以水灌之亦喘。

二条申言①汗后饮水不如法逆候。

---

① 申言：明确地说。

原文有“发汗后，不可更行桂枝汤，汗出而喘，无大热者，可与麻黄杏仁石膏甘草汤。麻黄杏仁甘草石膏汤方：麻黄四两（去节），杏仁五十枚（去皮尖），甘草二两（炙），石膏半斤（碎，棉裹）。上四味，以水七升，先煮麻黄，减二升，去白沫，内诸药，煮取三升，去滓，温服一升。”“下后，不可更行桂枝汤。若汗出而喘，无大热者，可与麻黄杏仁甘草石膏汤。”细味之，岂汗下成喘、汗危候，更以大青龙法重汗之乎？似讹文也。注家强以“热陷肺，以麻杏泄之”，似是而非，余姑阙而不读。

太阳中风，不利，呕逆，表解者，乃可攻之。其人漐漐汗出，发热有时，头痛，心下痞鞕满，引胁下痛，干呕，短气，汗出，不恶寒者，此表解里未和也，十枣汤主之。

十枣汤方

芫花熬　甘遂　大戟　大枣十枚，擘

上三味等分，各别捣为散，以水一升半，先煮大枣肥者十枚，取八合，去滓，内药末，强人服一钱匕，今一分许。羸人服半钱，今五厘许。温服之，平旦服。若下少病不除者，明日更服加半钱。得快下利后，糜粥自养。

攻水极毒，多服令人白昼见鬼。仲景用不过一分，更以枣缓毒，纵使砒霜亦何害？水非毒无可攻，而用毒之妙如是。

太阳病，外证未解，不可下也，下之为逆。欲解外者，宜桂枝汤。宜，合于理也，犹有不必执一语气。下仿此。

太阳病，先发汗不解，而复下之，脉浮者不愈。浮为在外，而反下之，故令不愈。今脉浮，故知在外，当须解外则愈，宜桂枝汤。

本发汗，而复下之，此为逆也。若先发汗，治不为逆。本先下之，而反汗之为逆。若先下之，治不为逆。

太阳病，下之，其脉浮①，不结胸者，此为欲解也。脉促者，必结胸。脉细数②者，必咽痛。咽中起白点，俗名乳蛾，又名白喉风。白芷二钱，连翘壳、生甘草、食盐各一钱，泽泻三钱，煎服二、三剂愈。愈后，以西洋参代茶，并治小儿雪口，神方也。得之程子和先生者。脉弦者，必两胁拘急。脉紧③者，头痛未止。脉沉紧者，必欲呕。脉沉滑者，协热利。脉数者，必下血。血下，热随血去，当以炮姜、制附子、绵芪、当归、白芍、炙甘草等分，浓煎五、六服愈。人不我信，宗市医槐、榆、苦参等寒涩，毕世不除根矣。

太阳病，二三日，不能卧，但欲起，心下必结。脉微弱者，此本有寒分也。可用葱熨。反下之，若利止，必作结胸。未止者，四日复下利，此作协热利也。

此条出证，下条出治法，仲景笔法每每如此。后仿此。

太阳病，外证未除而数下之，遂协热而利，利下不止，心下痞鞭，表里不解者，桂枝人参汤主之。

此证亦有不因误下而自作者，俗名漏底伤寒、噤口毒疟痢之类，《内经》谓两感，必死证。圣人设此方，活人无数。余于方内加五谷虫、砂仁末各五分，便可进食。

桂枝人参汤方

桂枝　甘草炙，各四两　干姜　白术　人参各三两。参，今潞党参也。下文仿此。

上五味，以水九升，先煮四味，取五升，内桂，更煮取三升，去渣，温服一升。日再服，夜一服。治利服汤剂煮须极熟，

---

① 浮：《仲景全书》作“促”。
② 细数：《仲景全书》作“紧”。
③ 紧：《仲景全书》作“细数”。

服须匀多次，不助水气也。读者于此等处留心，可得圣人言外心法。下文煎服法准此。

太阳病，桂枝证，以药名证，惟桂枝、柴胡二者，言外此证无他药可代治者。医反下之，利遂不止，脉促者，表外证。未解也，仍宜桂枝人参。喘而汗出邪侵肺胃者，葛根黄芩黄连汤主之。葛根，提阳邪初欲侵胃，尚未入阳明经腑，使仍由太阳而解主药。故于此处及痉病、及太阳阳明合病用，《阳明篇》独不一见。《本草》言阳明主药，传误害人。

葛根黄芩黄连汤方

葛根半斤　黄芩　黄连各三两　甘草二两，炙

上四味，以水八升，先煮葛根，减二升，内诸药，煮取二升，去渣，分温再服。

太阳病，下之后，脉促胸满者，桂枝去芍药汤主之。去芍，避胸满也。若微恶寒者，去芍药方中加附子汤主之。加附，扶卫阳也。

桂枝去芍药汤方

于桂枝汤内，去芍药，余依前法。

桂枝去芍药加附子汤方

于桂枝汤方内，去芍药，加附子一枚，炮，去皮，破八片，余依前法。新近出一种，如泽泻片子，亦名川附子，市医用以代制附子，一无所用也。

太阳病，下之，微喘者，表未解故也，桂枝加厚朴杏子汤主之。

喘家，作桂枝汤，加厚朴、杏子佳。

桂枝加厚朴杏仁汤方

于桂枝汤方内加厚朴二两，杏仁五十个。余依桂枝汤方。

太阳病，下之后，其气上冲者，可与桂枝汤，方用前法。若不上冲者，不可与之。可，仅可而未尽善，有斟酌意。后仿此。

病如桂枝证，头不痛，项不强，寸脉微浮，胸中痞鞕，气上冲咽喉不得息者，此为胸有寒也，当吐之，宜瓜蒂散。

瓜蒂散方

瓜蒂一分，熬黄　赤小豆一分　即饭豆之紧小、色赤者入药，药店买红黑相思豆，不效。后仿此。

上二味，各别捣筛为散，已，合治之，取一钱匕①，以香豉一合，热汤七合，煮作稀糜，去渣，取汁和散，温顿服之。不吐者，少少加服，得快吐乃止。诸亡血虚家，不可与瓜蒂散。胸上实，非吐不可。曾以烧盐吐食，橘皮吐痰，不必泥定瓜蒂也。市医不用，惜哉！

病发于阳，而反下之，热入因作结胸。病发于阴，而反下之，因作痞。所以成结胸者，以下之太早故也。阳，中风也。阴，伤寒也。

太阳病，脉浮而动数，浮则为风，数则为热，动则为痛，数则为虚，暴虚，脉反数者，有之。头痛，发热，微盗汗出，而反恶寒者，表未解也。宜桂枝汤。医反下之，动数变迟，膈内拒痛，胃中空虚，客气动膈，短气，躁烦，心中懊憹，阳气内陷，心下因鞕，鞕为结胸，为结胸汤②主之。若不结胸，但头汗出，余处无汗，跻③颈而还，小便不利，身发黄。热郁未成结，似宜

---

① 钱匕：古代量取药末的器具。《千金要方》卷一："钱匕者，以大钱上全抄之；若云半钱匕者，则是一钱抄取一边尔，并用五铢钱也。钱五匕者，今五铢钱边五字者以抄之，亦令不落为度。"

② 结胸汤：《仲景全书》、金鉴本作"大陷胸汤"。

③ 跻：通"齐"。

五苓散。

大陷胸汤方

大黄六两，去皮　芒硝一升　甘遂一钱，今一分。另研

上三味，以水六升，先煮大黄取二升，去渣，内芒硝，煮一两沸，内甘遂末，温服一升，得快利，止后服。

太阳病，重发汗，而复下之，不大便五六日，舌上燥而渴，日晡所小有潮热，从心下至少腹鞕满，痛不可近者，大陷胸汤主之。

此证若不鞕满痛，余以杜撰一方二法，活人不少。附方于下。

一名李氏回春丹：当归（醋炙）、怀牛膝（酒浸，炙）、白术（米泔制）、干姜、制附子、炙甘草，七味，各钱二分，黄芪（蜜炙）、潞党参（水炙）、白芍（焙）各一钱，桂枝、砂仁、五谷虫各五分，熟地、大生地各五钱，茯苓、泽泻各三钱，山萸肉（去核）十粒，煨水姜三大片，肥大红枣（去核）六枚。上十九味，如法制，切不可加减，烈火煎如膏，绞去渣。每服半盏，日二、夜一服。凡病势垂危，及医误坏病、温病、热病、小儿百病、九死一生者，只求佞口①市医勿阻挠，慈父母、孝子、弟兄、夫妇肯煎，病人肯咽。初服，口疮、舌肿，病更剧。五服后，起死回生。一百服无害。皇天后土，誓不欺人。

一名葱熨法：生葱、生姜一二斤，切打如泥，绞去汁，火上炒半干，分作两包，轮流熨胸前及腹、及少腹，并可扎缚于肚脐上，昼夜勿去。

一名暖足膏：生附子大者三四只，切打如泥，加好高粱烧酒，老生姜汁，再在臼中杵五千下，如脂，火上烘热，涂在两足心前半寸，名涌泉二穴，昼夜勿去。小儿已死者可活，妇人年老人均可救活。市

① 佞（nìng 宁）口：利口，巧嘴。

医勿冷笑。

小结胸病，正在心下，按之则痛，脉浮滑者，小陷胸汤主之。

小陷胸汤方

黄连一两　半夏半升，洗　栝蒌实一枚，大者

上三味，以水六升，先煮栝蒌，取三升，去渣，内诸药，煮取二升，分温三服。

栝蒌，治胸上实主药。余加柴胡、白芍、生甘草各一钱，大麦芽一两，水和酒各半煎服，治乳岩初起小核、乳痈、妒乳、乳胀，三服全愈。读圣人书三复①之，触类旁通，又何病不可治之哉？

伤寒六七日，结胸热实，脉沉而紧，心下痛，按之石鞕者，大陷胸汤主之。言结胸有不因下早而自作者，有不由阳邪而起由伤寒者，只要证吻合，药亦同。圣人教人活泼②如此。

寒实结胸，无热证者，与三物白散。

三物白散方

桔梗三分　巴豆一分，去皮心，熬黑，研如脂药店巴豆霜也　贝母三分

上二味，为末，内巴豆，更于臼中杵之，以白饮和服。强人半钱匕五厘也。羸者减之二厘半。病在膈上必吐，在膈下必利。不利，进热粥一盏，利过不止，冷粥一盏。

桔，载上。贝，解结。巴，辛热。凡寒积、食积、酒积、胸腹绞痛欲死者，每用三四厘，效如仙丹。但贝母仲景只此处一用。苦参丸，讹方也，乃市医宗讹诀。贝为肺母，为咳嗽主药，大开肺系引六气之邪，直入肺里，终身不得出。逢节发咳喘、吐血，久则失音成

---

①　三复：反复诵读。

②　活泼：灵活。

瘵，死且不知其毒也。噫，哀哉！

伤寒十余日，热结在里，复往来寒热者，与大柴胡汤。但结胸，无大热者，此为水结在胸胁也，但头微汗出者，大陷胸汤主之。

结胸者，项亦强，如柔痓状，下之则和，宜大陷胸丸。

大陷胸丸方

大黄半斤　葶苈子半升，熬　芒硝半升　杏仁半升，去皮尖，熬黑

上四味，捣筛二味，内杏仁、芒硝，合研如脂，和散，取如弹丸一枚，别捣甘遂末一钱匕一厘也。白蜜二合，水二升，煮取一升，温顿服之，一宿乃下。如不下，更服，取下为效，禁如药法。

结胸证，其脉浮大者，不可下，下之则死。

结胸证悉具，烦躁者亦死。

问曰：病有结胸，有脏结，其状何如？答曰：按之痛，寸脉浮，关脉沉，名曰结胸也。

何谓脏结？答曰：如结胸状，饮食如故，时时下利，寸脉浮，关脉小细沉紧，名曰脏结。舌上白苔滑者，难治。结胸舌燥，脏结舌腻，可与李氏回春丹。

病胁下素有痞，连在脐旁太阴。痛引少腹少阴。入阴筋厥阴。者，此名脏结，死。三阴俱结，故主死。

脏结无阳证，不往来寒热，其人反静，舌上胎滑者，不可攻也。

以上难治及死证，叩求姑与李氏一方二法试救，尽人事。

此下有“病在阳”一条，错简也。余订正于《坏病篇》之末。

辨太阳病脉证并治中篇

吴子曰：太阳统摄之营卫，乃风寒始入之两途。风则伤卫，寒则

伤营。卫主疏泄，邪犯之，故有汗为虚邪。营主固密，邪犯之，故无汗为实邪。夫春末余寒，秋末早寒，皆易致病，但见无汗实邪，即系伤寒，不可拘定冬月也。太阳，经也。膀胱，腑也。经为表，腑为里。上篇用桂枝解肌，治风伤卫之表。又立五苓散等，以和卫分之里。此篇用麻黄发汗，治寒伤营之表。又立桃核、抵当等，以攻营分之里。至于汗下，过则亡阳，不及则伤阴。亡阳，则转少阴，以太阳、少阴为表里也。伤阴，则入阳明，以太阳、阳明处相传也。此篇所以又有四逆、承气之治也，兹以寒营为实邪，疏为中篇。读者先会大意于胸中，临证自有准则矣。①

此篇吾吴夫子阐发经旨，全题在握，大圣人心法了如指掌。大哉！有功于寿世仁民也！乃市医脉案，凡病在春曰春温，夏曰湿温，秋曰伏暑，冬曰冬温，且曰东南无伤寒，西北多热病，非但不分中风、伤寒、经、腑、表、里、虚、实，竟视普天之下，一年四季，男女老少，无一因风寒致病者。余请教他出于何典，市医曰：五祖传六祖，新法也。令人喷饭。

太阳病，或已发热，或未发热，必恶寒，体痛，呕逆，脉阴阳俱紧者，名曰伤寒。

太阳病，头痛，发热，身疼，腰痛，骨节疼痛，恶风，无汗而喘者，麻黄汤方主之。

麻黄汤方

麻黄三两，去节　桂枝　甘草炙，各二两②　杏仁七十个，汤浸，去皮尖

上四味，以水九升，先煮麻黄减二升，去上沫，内诸药，

---

① 吴子曰太阳……准则矣：语出《医宗宝鉴·伤寒论注·辨太阳病脉证并治中篇》。

② 桂枝甘草炙各二两：《仲景全书》、《金鉴》作“桂枝二两，甘草炙，一两”。

煮取二升半，去渣，温服八合。覆取微似汗，不须啜粥，余如桂枝法将息。

吴子曰：麻黄汤，不重覆汗，则不峻。

文①按：江苏人不敢服，代以葱、豉、紫苏尚可。若陶氏以九味羌防代麻黄、桂枝二汤，大畔经。

伤寒一日，太阳受之，脉若静者，为不传。颇欲吐，若躁烦，脉数急者，为传也。

伤寒二三日，阳明、少阳证不见者，为不传也。

脉浮者，病在表，可发汗，宜麻黄汤。

脉浮而数者，可发汗，宜麻黄汤。表实。

太阳病，外证未解，脉浮弱者，当以汗解，宜桂枝汤。表虚。

伤寒发汗，已解，半日许复烦，脉浮数者，可更发汗，宜桂枝汤。

伤寒，由表气虚也，余见有汗，即用桂枝汤将息。

发汗，病解②，反恶寒者，虚表极虚。故也，芍药甘草附子汤主之。

芍药甘草附子汤方

芍药三两　甘草二两③，炙　附子一枚，炮，去皮，破八片

已上三味，以水五升，煮取一升五合，去渣，分温服。

此方治表阳大虚，大补阴阳，胜玉屏风散。凡痨病夜夜火升，久服此，必愈。圣人方，统治百病。

发汗后，恶寒者，虚故也。不恶寒，但热者，实也，当和

---

① 文：指李缵文。下同。

② 病解：《仲景全书》作"病不解"，《金鉴》吴谦注作"病解"。

③ 二两：《仲景全书》作"三两"。

胃气，与调胃承气汤。方见《阳明篇》。热传胃，此实证。

脉浮紧者，法当身疼痛，宜以汗解之。假令尺中迟者，不可发汗。何以知之？然以营气不足，血少故也。

发汗后，身疼痛，脉沉迟者，桂枝加芍药生姜各一两、人参三两新加汤主之。

桂枝新加汤方

桂枝　人参各三两　芍药　生姜各四两　甘草二两，炙　大枣十二枚，擘

上六味，以水一斗二升，微火煮，取三升，去渣，分温服，如桂枝法。

新加者，仲景斟酌尽善，加之古方内也。仲景述而不作，人以仲景为制方之祖，非也，实用方之圣也。古人进药不出方，仲景首出，惠后世，集大成，万世宗之，故曰圣。

文按：此方治脱力劳伤，春末秋深骨节痛，神效。

病发热，头痛，脉反沉，太阳证，少阴脉。宜与麻黄附子细辛汤。若不差，身体疼痛，下利清谷，当温其里，宜四逆汤。方见《少阴篇》。

伤寒有起即犯少阴者，不可拘传经说也。

伤寒，若汗、若吐、若下后，七八日不解，热结在里，表里俱热，时汗，恶风，大渴，舌上干燥而烦，欲饮水数升者，二句最吃紧，假热证，不能饮多。白虎加人参汤主之。方见《阳明篇》。

发汗已，脉浮数，烦渴，小便不利者，五苓散主之。

伤寒，汗出而渴，小便不利①者，五苓散主之。不渴者，

① 小便不利：《仲景全书》、《金鉴》无此四字。

茯苓甘草汤主之。

茯苓甘草汤方

茯苓　桂枝各二两　生姜三两，切　甘草一两，炙

上四味，以水四升，煮取三升，去渣，分温三服。

脉浮数者，法当汗出而愈。若下之，身重、心悸者，不可发汗，当自汗出乃解。所以然者，尺中脉微，此里虚，须表里实，津液自和，便自汗出愈。

伤寒，二三日，心中悸而烦者，小建中汤主之。为上条出治法。

小建中汤方

桂枝　生姜切，各三两　芍药六两　甘草二两　胶饴一升　大枣十二枚，擘

上六味，以水七升，煮取三升，去渣，内胶饴，更上微火消解，温服一升，日三服。呕家不可用建中汤，以甜故也。

余逢阴阳错杂，及市医误治，或邪盛正虚，诸恶候，专用此汤，去饴，加归芪起死回生。

伤寒，脉结代，心动悸，炙甘草汤主之。

炙甘草汤方

甘草四两，炙　桂枝　生姜切，各三两　人参　阿胶各二两　麻子仁半斤。若大便利，枣仁代之。　生地黄一斤　麦门冬半升　大枣十二①枚，擘

上九味，以清酒七升，水八升，先煮八味，取三升，去渣，内阿胶，烊消尽，温服一升，日三服。一名复脉汤。

---

① 十二：《仲景全书》作“三十”。

近人用关东秧子参①和麦冬，名生脉散，煎服，亦可复脉。余加蛤蚧尾二枚，救喘汗欲脱，脉不至。

未持脉时，病人叉手自冒心，师因教试令咳，而不咳者，此必两耳聋无闻也。所以然者，以重发汗，汗，心液。虚故如此。心气虚也。

发汗过多，其人叉手自冒心，心下悸，欲得按者，桂枝甘草汤主之。

桂枝甘草汤方

桂枝四两　甘草二两，炙

上二味，以水三升，煮取一升，去渣，顿服。此方补心，市医罕知。

发汗后，其人脐下悸者，火弱水凌。欲作奔豚，茯苓苓，须用云南者。桂枝甘草大枣汤主之。

茯苓桂枝甘草大枣汤方。宜归入《奔豚篇》，姑仍之。

茯苓半斤　桂枝四两　甘草一两②，炙　大枣十五枚，擘

上四味，以甘澜水一升斗，先煮茯苓，减二升，内诸药，煮取三升，去渣，温服一升，日三服。

作甘澜水法：取水二斗，置大盆内，以杓扬之，水上有珠子五六千颗相逐，取用之。

此方助心脾，行水，肾自安。

服桂枝汤，或下之，仍头项强痛，翕翕发热，无汗，心下满，微痛，小便不利者，桂枝去芍药原文去桂。加茯苓白术汤主之。

桂枝去芍加茯苓白术汤方

于桂枝汤方内去芍药，加茯苓、白术各三两，余依桂枝汤

---

① 秧子参：园参的别称。

② 一两：《仲景全书》作“二两”。

法煎服。小便利则愈。

伤寒，若吐、若下后，心下逆满，气上冲胸，起则头眩，脉沉紧，发汗则动经，身为振振摇者，茯苓桂枝白术甘草汤主之。

茯苓桂枝白术甘草汤方

茯苓四两　桂枝三两　白术　甘草炙，各二两

上四味，以水六升，煮取三升，去渣，分温三服。

吴子曰：真武壮里阳制水。此方扶表阳以涤饮也①。

发汗若下之，而烦热胸中窒者，栀子豉汤主之。

栀子豉汤方。栀子形象心，色黄，入脾，清心脾主药。

栀子十四枚，擘　香豉四合，绵裹

上二味，以水四升，先煮栀子，得二升半，内豉，煮取一升半，去渣，分为二服，温进一服。得吐者，止后服。

下利后更烦，按之心下濡者，为虚烦也，宜栀子豉汤。

发汗，吐下后，虚烦不得眠，若剧者，必反覆颠倒，心中懊侬，栀子豉汤主之。若少气者，栀子甘草豉汤主之。若呕者，栀子生姜豉汤主之。

栀子甘草豉汤方

于栀子豉汤方内，加入甘草二两，余依前法。得吐，止后服。

栀子生姜豉汤方

于栀子豉汤内加生姜五两，余依前法。得吐，止后服。

伤寒，下后，心烦，腹满，卧起不安者，栀子厚朴汤主之。

---

① 真武壮里阳……涤饮也：语本《伤寒论注·辨太阳病脉证并治中篇》。

栀子厚朴汤方

栀子十四枚，擘　厚朴姜炙　枳实去穰，炒，各四两

已上三味，以水三升半，煮取一升半，去渣，分三服，温进一服。得吐，止后服。

伤寒，医以丸药大下之，身热不去，微烦者，栀子豉汤①主之。

伤寒五六日，大下之后，身热不去，心中结痛者，未欲解也，栀子干姜汤②主之。

栀子干姜汤方

栀子十四枚，擘　干姜二两

上二味，以水三升半，煮取一升半，去渣，分二服，温进一服，得吐者，止后服。

凡用栀子汤，病人旧微溏者，不可与服之。

圣人之慎重脾胃也如此。

太阳病，脉浮紧，无汗，发热，身疼痛，八九日不解，表证仍在，此当发其汗，麻黄汤主之。服药已，微除，其人发烦，目瞑，剧者必衄出鼻血也，衄乃解。所以然者，阳气重故也。俗名转红汗，病愈矣，切忌凉药。又平常出鼻血，潮纸紧塞自止，尤忌服药。

太阳病，脉浮紧，发热，身无汗，自衄者，愈。

伤寒，脉浮紧，不发汗，因致衄者，麻黄汤主之。市医用鲜生地，杀人甚多，余不用药最善。

---

① 栀子豉汤：《仲景全书》作“栀子干姜汤”，《金鉴》吴谦注作“栀子豉汤”。

② 栀子干姜汤：《仲景全书》作“栀子豉汤”，《金鉴》吴谦注作“栀子干姜汤”。

伤寒，不大便六七日，头痛有热者，与承气汤。其小便清者，知不在里，仍在表也，当须发汗。若头痛者，必衄，宜桂枝汤。衄用桂，疑误文。

太阳病不解，热结膀胱，其人如狂，血自下，下者愈。其外不解者，尚未可攻，当先解其外。外解已，但少腹急结者，乃可攻之，宜桃核承气汤。

桃核承气汤方

桃核十五个，去皮尖　桂枝三两　大黄四两　甘草炙　芒硝各二两

上五味，以水七升，煮取二升半，去渣，此汤治癫狂、膂力过于平生者，效。内芒硝，更上火，微沸，下火。先食温服五合，日三服。当腹则用抵当以逐血①。

太阳病六七日，表证仍在，脉微而沉，反不结胸，其人发狂者，以热在下焦，少腹当鞕满而小便自利者，下血乃愈。所以然者，以太阳随经，瘀热在里故也，宜下之，以抵当汤。

抵当汤方

水蛭蚂蟥。熬油熬　虻虫去头足，熬牛虻也。各三十个　大黄三两，去皮，破六片　桃核二十个，去皮尖

上四味，以水五升，煮取二升，去渣，温服一升。不下者，更服。

太阳病，身黄，脉沉结，少腹鞕满，小便不利者，为无血也。小便自利，其人如狂者，血证谛，属抵当汤。谛，确实也。抵当②，至当不易。

---

① 当腹则用抵当以逐血：《仲景全书》、《金鉴》无此九字。

② 抵当：水蛭一名“至掌”，音转为“抵当”。本处称“至当不易”，似不妥。

伤寒有热，少腹满，应小便不利，今反利者，为有血也，当下之，宜抵当丸。

抵当丸方

水蛭熬　虻虫去翅足，熬，各二十个　桃核二十五个，去皮尖　大黄三两

上四味，捣筛为四丸，以水一升，煮一丸，取七合服之，晬时[①]当下血，若不下者，更服。用汤用丸，精义入神。

伤寒，大下后复发汗，心下痞，恶寒者，表未解也，不可攻痞，当先解表，表解，乃可攻痞。解表宜桂枝汤，攻痞宜大黄黄连泻心汤。

大黄黄连泻心汤方

大黄二两　黄连一两

上二味，以麻沸汤今名百滚水二升，渍之，须臾绞去渣，分温再服。渍，不煎，神奇矣。

市医治痞，香附等破气，以为杂证与伤寒异也，久久成中满、膨胀，未读经文之咎也。

脉浮而紧，而复下之，紧反入里，则作痞，按之自濡[②]，但气痞耳。

吴子曰：甘草泻心汤证也[③]。

心下痞，按之不[④]濡，其脉关上浮，大黄黄连泻心汤主之。

心下痞，而复恶寒汗出者，附子泻心汤主之。

---

① 晬时：周时。一周时十二个时辰，即24小时。

② 濡：同“软”。《诗·郑风·羔裘》：“羔裘如濡。”

③ 甘草泻心汤证也：语出《医宗金鉴·伤寒论注·辨太阳病脉证并治中篇》。

④ 不：《仲景全书》无。

附子泻心汤方

大黄二两　黄连一两　黄芩一两　附子一枚，炮，去皮，破，别煮取汁

上四味，切三味，以麻沸汤二升渍之，须臾绞去渣，内附子汁，分温再服。

伤寒中风，医反下之，其人下利日数十行，谷不化，腹中雷鸣，心中痞鞕而满，干呕，心烦不得安。医见心下痞，谓病不尽，复下之，其痞益甚。此非结热，但以胃中虚，客气上逆，假实证。故使鞕也，甘草泻心汤主之。

甘草泻心汤方

甘草四两，炙　黄芩　干姜各三两　黄连一两　半夏半升，洗　大枣十二枚，擘

上六味，以水一斗，煮取六升，去渣，再煎取三升，温服一升，日三服。

姜、夏补胃，市医罕知。斗水煮三升，又匀多次缓服，补养胃千古神方。

伤寒，汗出解之后，胃中不和，心下痞鞕，干噫食臭，胃虚，不化宿食。胁下有水气，腹中雷鸣，下利者，生姜泻心汤主之。

水食不化，用参，读者请深思之。

伤寒五六日，呕而发热者，柴胡汤证具，而似他药下之，柴胡证仍在者，复与柴胡汤。此虽已下之，不为逆，必蒸蒸而振，却发热汗出而解。若心下满而鞕痛者，此为结胸也，大陷胸汤主之。但满而不痛者，此为痞，柴胡不中与之，宜半夏泻心汤。

生姜泻心汤方

人参　黄芩　甘草炙，各三两　干姜　黄连各一两　生姜四两

半夏半升，洗　大枣十二枚

上八味，以水一斗，煮取六升，去渣，再煎，取三升，温服一升，日三服。

半夏泻心汤方

黄芩　干姜　甘草　人参各三两　黄连一两　半夏半升，洗　大枣十二枚，擘

上七味，以水一斗，煮取六升，去渣再煮，取三升，温服一升，日三服。

痞，水必再煎，极熟。读者请苦心思之。

本以下之，故心下痞，与泻心汤。痞不解，其人渴而口燥烦，小便不利者，五苓散主之。

伤寒服汤药，下利不止，心下痞鞕。服泻心汤已，复以他药下之，利不止，医以理中与之，利益甚。理中者，理中焦，此利在下焦，赤石脂禹余粮汤主之。复利不止者，当利其小便。

下利禁汤水。若渴，以五苓散加木香煎，润口，勿多饮。强忍住大便，逼出小便，小便利，自愈。

赤石脂禹余粮汤方

赤石脂一斤，碎　太乙禹余粮一斤，碎

上二味，以水六升，煮取二升，分温三服。

伤寒发汗，若吐，若下，解后，心下痞鞕，噫气不除者，旋覆代赭石汤主之。

旋覆代赭石汤方

旋覆花绢包。　甘草炙，各三两　人参二两　生姜五两，切　代赭石一两　半夏半升，洗　大枣十二枚，擘

上七味，以水一斗，煮取六升，去渣，再煎，取三升，温

服一升，日三服。

伤寒，大吐、大下之，极虚，复极汗出者，以其人外气怫郁，复与之水，以发其汗，因得哕音郁，所以然者，胃中寒冷故也。

哕，俗名胃底泛。干姜、人参、半夏、炙甘草、云茯苓煎，数千沸，凉之，缓缓噙咽，自愈。

文按：伤寒除麻、栀、桃、抵、承五方攻病，此外皆温补调养脾胃药，李士材有用补法者。

近时市医，视温补如砒毒，且云：小儿纯阳，伤寒热病，均无补法，杀人如麻，何其不思乃尔①。

辨太阳病脉证并治下篇

吴子曰：风寒二气，多相因而少相离。风寒并中，则营卫兼病，证亦无汗，故又立大青龙，发寒邪外闭，风邪内郁，不汗出而烦躁，两解营卫法也。然其人脉微弱者，乃少阴证，误与，必致亡阳，故又立真武救青龙之误。若寒热轻微，则有桂枝二越婢一汤、麻黄桂枝各半汤、桂枝二麻黄一汤。若表里俱热，则有白虎加参。表里虚寒，则有干姜附子。表里不解，则有小青龙加减，皆两解法也。学者合上中二篇熟读之，三法了然，虚实毕现，何病不能治哉②?

太阳中风，证，风伤卫。脉浮紧，脉，寒伤营。发热恶寒，身疼痛，不汗出而烦躁者，大青龙汤主之。若脉微弱，汗出恶风者，不可服。服之则厥逆，筋惕肉瞤，此为逆也。

有起病时按其脉，手无端自伸缩若振，阳虚体质，病虽剧，只宜

① 乃尔：竟然如此。

② 吴子曰风寒……治哉：语出《医宗金鉴·伤寒论注·辨太阳病脉证并治下篇》。

建中温补。若汗、下、清、开法，多死。

伤寒，证，寒伤营。脉浮缓，脉，风伤卫。身不疼但重，乍有轻时，无少阴证者，大青龙汤发之。

颇似少阴，但宜于脉之浮细、沉细熟审之。

大青龙汤方

麻黄六两，去节　桂枝　甘草炙，各二两　生姜三两，切　大枣十二枚，擘　杏仁四十枚，去皮尖　石膏如鸡子大，碎，绵裹

上七味，以水九升，先煮麻黄，减二升，去上沫，内诸药，煮取三升，去渣，温服一升，取微似汗。汗出多者，温粉扑之。粉，有说麻黄根，无可考。余令绞干热手巾揩拭，闭汗孔，甚效。市医要病人留鬼脸，不准人揩拭。一服汗者，停后服。若复服，汗多亡阳，遂虚，恶风，烦躁，不得眠也。

此条讹诀，谓温热，不谓营卫俱病之伤寒、中风矣。市医乃辛凉杂投，发冷汗，邪不去，弥更益烦，更投以犀、羚、珠、砞、麝，变坏病而死者多矣。

文用真武及李氏回春丹，生死而肉白骨①不少。

脉浮而紧，浮则为风，紧则为寒。风则伤卫，寒则伤营。营卫俱病，骨节烦痛，当发其汗，而不可下也。

大青龙加桑枝、白芍治痛风，效。

太阳病，汗出不解，其人仍发热，心下悸，头眩，身瞤动，振振欲擗地者，真武汤主之。方见《少阴篇》。

骄养男妇②及小儿，得病便瞤振。余每用建中汤、真武汤、炙甘草诸汤药，加减出入，全活人不少。奈富绅大家，偏听市医《温

---

① 生死而肉白骨：生、肉用作动词，使死人复生，白骨长肉。《左传·襄公二十二年》："吾见申叔夫子，所谓生死而肉骨也。"

② 男妇：男与女。

热条辨》《温热赘言》、河间、丹溪，自戕骨肉，非钱买枉死？哀哉！

太阳病二日，反躁，反熨其背，而大汗出，躁，不以青龙发汗，误以火劫逼其汗。大热入胃，胃中水竭，躁烦，必发谵语，宜调胃承气，或桂枝、大黄。十余日振栗，自下利者，邪共火有出路。此为欲解也。故若其汗人。"故"、"汗"当是"若"、"人"。从腰以下不得汗，欲小便不得水竭反呕，火炎。欲失溲，火逼直下。足下恶风，表未解也。大便鞕，小便当数，而反不数不思小便。及多，即欲小便，便亦尿不多，胃中水竭也。大便已，倘自欲大便，火可从大便去矣。头卓然而痛，表仍未解。其人足心必热，谷火气当是火气下流故也。

此条必有阙文。言火劫自下利，可不服药。若不差，仍宜大青龙两解之，或白虎加参救津液。文百读之而姑罔释之。

文按：发热病，不可卧火坑①，北直②人往往犯此，只宜少烧微温之。

服桂枝汤，大汗出，脉洪大者，与桂枝汤如前法。若形如疟，一日再发者，汗出必解，宜桂枝二麻黄一汤。

此风邪欲解，肺中有微寒，持之得麻杏升降之，自愈。

桂枝二麻黄一汤方

桂枝一两十七铢　生姜　芍药各一两六铢　麻黄　杏仁去皮尖，各十六铢③　甘草一两二铢　大枣五枚，擘

上七味，以水五升，先煮麻黄一二沸，去上沫，内诸药，

---

① 坑：当作"炕"。

② 北直：明称直隶于京师的地区为直隶，相当于今北京市、天津市、河北省大部和河南省、山东省的小部分地区。为区别于直隶南京地区的南直隶，亦称北直隶，简称北直。

③ 十六铢：《仲景全书》、《金鉴》作"十六个"。

煮取二升，去渣，温服一升，日再服。

太阳病，得之八九日，如疟状，一日二三度发①。此句文订正。发热恶寒，热多寒少，其人不呕，清便欲自可。脉微缓者，为欲愈也。脉微而恶寒者，此阴阳俱虚，宜芍药附子甘草汤。不可更发汗、更下、更吐也。面色反有热色者，未欲解也，以其不能得小汗出，身必痒，宜桂枝麻黄各半汤。

吴人见麻桂，毒于砒霜。余每以葱、防、豉等代之。

桂枝麻黄各半汤方

桂枝一两十六铢　甘草一两，炙　芍药　生姜　麻黄去节，各一两　大枣四枚，擘　杏仁二十四枚，去皮尖

上七味，以水五升，先煮麻黄一二沸，去上沫，内诸药，煮取一升八合，去渣，温服六合。

脉浮而迟，面热赤而战惕者，六七日当汗出而解。反发热者差迟，有误字。迟为无阳，不能作汗，其身必痒也。

太阳病，发热恶寒，热多寒少。脉微弱者，此无阳也，亡津液也。不可发汗，宜桂枝二越婢一汤。

桂枝二越婢一汤方

桂枝　芍药　甘草炙　麻黄去节，各十八铢　生姜一两二铢　大枣四枚，擘　石膏二十四铢，碎，绵裹

上七味，以水五升，先煮麻黄一二沸，去上沫，内诸药，煮取二升，去渣，温服一升。本方当裁为越婢汤、桂枝汤，合之饮一升。今合为一方，乃桂枝汤二分，越婢汤一分。

婢，脾也。为胃行津液，犹供差遣之婢女也。今以麻黄、石膏，胃自行津液，越去脾位，故名越婢也。

---

① 一日二三度发：《仲景全书》无此六字。

伤寒，无大热，口燥渴，心烦，背微恶寒者，白虎加人参汤主之。

少阴背恶寒，口中和。

伤寒，表不解，心下有水气，水气，非有形积水，乃心阳被寒束，酿成阴霾之气，游溢经脉，故为病不一。干呕，发热而咳，或渴，或利，或噎，或小便不利，少腹满，或喘者，小青龙汤主之。

小青龙汤方

麻黄去节　甘草炙　桂枝　芍药　细辛各三两　干姜二两①　五味子　半夏洗，各半升

上八味，以水一斗，先煮麻黄，减二升，去上沫，内诸药，煮取三升，去渣，温服一升。加减法：若渴，去半夏，加栝蒌根三两，今天花粉。若噎者，去麻黄，加附子一枚，炮。若小便不利，少腹满，去麻黄，加茯苓四两。若喘，去麻黄，加杏仁半升，去皮尖。若微利，去麻黄，加白术原荛花。茯苓各二两。

伤寒，心中有水气，咳而微喘，发热不渴，小青龙汤主之。服汤已渴者，此寒去欲解也。

桂枝汤治风气，小青龙汤治水气。

下之后，复发汗，必振寒，脉微细。所以然者，以内外俱虚故也。

下之后，复发汗，昼日烦躁不得眠，夜而安静，不呕，不渴，无表证，脉沉微，身无大热者，干姜附子汤主之。

干姜附子汤方

干姜一两　附子一枚，生用，去皮，破八片

---

① 二两：《仲景全书》作“三两”。

上二味，以水三升，煮取一升，去渣，顿服。

内外俱虚，阴阳俱虚矣，出方专扶阳。人一分阳不绝不死，故首重复阳也。

发汗，若下之，病仍不解，烦躁者，茯苓四逆汤主之。

未经汗下，烦躁，实，宜汗。已经汗下，烦躁，虚也，宜温补。

茯苓四逆汤方

茯苓六两　人参一两　甘草二两，炙　干姜一两半　附子一枚，生用，去皮，破八片

上五味，病势危笃，一心信服十剂，百病回春。以水五升，煮取三升，去渣，温服七合，日三服。

太阳病，先下而不愈，因复发汗，以此表里俱虚，其人因致冒，冒家汗出自愈。冒，神不了了也，用独参汤灌之。所以然者，汗出表和故也。得里未和，然后复下之。

冒家，市医用至宝、清心丹丸，杀人不少，噫！

凡病，若发汗，若吐，若下，若亡血，若亡津液，阴阳自和者，必自愈。

余宗此条，治病必因势利导，为病求出路。既有出路，令人自慎调摄，不敢耸①人多服药，恋请对误人，惟天可表。

问曰：病有战而汗出，因得解者，何也？答曰：脉浮而紧，按之反芤，芤草如葱，中空外实。脉四边无云雾护气，滑光一根，主极虚，亡血失精证。此为本虚，故当战而汗出也。其人本虚是以发战。以脉浮，故当汗出而解也。若脉浮而数，按之不芤，此人本不虚，若欲自解，但汗出耳，不发战也。问曰：病有不战而汗出解者，何也？答曰：脉大而浮数，故知不战汗出而解也。问曰：病有不战、不汗出而解者，何也？

① 耸：鼓动别人去做某事。

答曰：其脉自微，邪正并衰，各释纷争。此以曾发汗，若吐，若下，若亡血，以内无津液，此阴阳自和，必自愈。故不战不汗出而解也。

问曰：伤寒三日，脉浮数而微，病人身凉和者，何也？答曰：此为欲解也。解以夜半，脉浮而解者，濈然汗出也。脉数而解者，必能食也。脉微而解者，必大汗出也。

太阳病未解，脉阴阳俱停，忽然两手脉不见，人无恙，面微赤，转汗也，宜参麦汤。必先振栗汗出而解。但阳脉微者，先汗出而解。但阴脉微者，下之而解。若欲下之，宜调胃承气汤。

此下有"伤寒，腹满，评语，寸口脉浮而紧，此肝乘脾，名曰纵，刺期门"。又"伤寒发热，啬啬恶寒，大渴，欲饮水，其腹必满，自汗出，小便利，其病欲解，此肝乘肺也，名曰横，刺期门"。文阙疑而不读。

太阳病欲解时，从巳至未上。

巳午未，太阳经旺时故也。

辨阳明病脉证并治全篇

吴子曰：阳明主里，内候胃中，外候肌肉，故有病经、病腑之分。如身热，烦渴，目痛，鼻干，不得眠，不恶寒，反恶热者，此阳明经病也。潮热，谵语，手足腋下濈然汗出，腹满痛，大便鞕者，此阳明腑病也。而其候各有三：经病，则有邪已传阳明，而太阳之表未罢，兼见头痛、恶寒、无汗之太阳证者。有太阳之邪已罢，悉传阳明，但见壮热、有汗、心烦、不眠、口渴引饮之阳明证者。有阳明之邪未已，复转少阳，兼见胸胁痛、寒热往来、口苦而呕、目眩、耳聋之少阳证者。腑病，则有太阳阳明，谓太阳病，或发汗，或吐，或下，或利小便，亡其津液，胃中干燥，太阳之邪乘胃燥而转属阳明，致小便反数，大便鞕者，所为脾约是也。有正阳阳明，谓阳气素盛，或有宿食，太阳之邪，一传阳明，遂入胃腑，致大便不通者，所谓胃家实也。有少阳阳明，谓病已到少阳，法当和解，而反发汗，利小便，亡其津液，胃中燥热，复转属阳明，致大便结燥者，所谓大便难也。其治阳明经病，则以葛根汤，或桂枝加葛根汤发之，或以白虎汤清之，或以柴胡白虎汤和之。其治阳明腑病，虽均为可下，然有轻重之分，或三承气下之，麻仁丸通之，蜜煎胆汁导之，此阳明病之大略也。①

吴子此篇，条分缕析，千载上圣人精义，一目了然。文百读不厌，有功于万世人民也。伟矣！

阳明之为病，胃家实是也。

伤寒三日，阳明脉大。

太阳脉浮，阳明脉大，少阳脉弦，太阴脉迟，少阴脉沉，厥阴脉细。诸逆候，脉多反。

本太阳初得病时，发其汗，汗不如法。**汗先出，**不等热势作透，要紧覆汗。**不彻，**汗虽出，邪来不及与汗共出，徒亡津液，胃虚矣。**因转属阳明也。**

因胃虚，邪得乘胃。既乘胃，胃为邪踞，反得实象。

阳明病，若能食，名中风，邪自太阳中风传来者。风，阳邪，消谷。**不能食，名中寒，**伤寒传来者。寒，阴邪，不化。

问曰：阳明病外证云何？答曰：身热，汗自出，不恶寒，反恶热也。

问曰：病有得之一日，不发热而恶寒者，何也？答曰：虽得之一日，恶寒将自罢，不罢便不是阳明。三日脉大，言其常。一

---

① 吴子曰阳明……大略也：语出《医宗金鉴·伤寒论注·辨阳明病病脉证并治篇》。

日寒罢，论其变。圣人论道，经权常变，无固执。即自汗出而恶热也。

问曰：恶寒何故自罢？答曰：阳明居中，主土也，论胃腑位。万物所归，无所复传，始虽恶寒，二日即止，此为阳明病也。

问曰：何缘得阳明病？答曰：太阳病，若发汗，若下，若利小便，此亡津液，胃中干燥，因转属阳明。不更衣，内实，大便难者，此名阳明也。

可见凡外感病，首重太阳施治，圣人以桂枝汤冠群方。余窃之，以姜枣汤悦脾胃，壮营卫。盖脾旺，营卫盛，何病不去？何病得生？求市医勿冷言巧语，非笑余也。

按：姜枣汤，煎之必浓而辛，四季男女老小可服，忌烧酒。又若煎膏，或用南枣、黑枣均无益，必须中州大肥红枣，煎，去渣吃。

问曰：病有太阳阳明，有正阳阳明，有少阳阳明，何谓也？答曰：太阳阳明者，脾约是也。正阳阳明者，胃家实是也。少阳阳明者，发汗、利小便已，胃中燥、烦、实，大便难是也。

阳明病，脉浮而紧者，必潮热，发作有时，来去有一定时候者。但浮者，必自汗原盗汗出。

阳明病，脉迟，汗出多，发热，微恶寒者，表未解也，可发汗，宜桂枝汤。

既云汗出多，何以又云发汗？盖汗不如法，邪终不去。

阳明病，脉浮，无汗而喘者，发汗则愈，宜麻黄汤。

二条阳明病，均用太阳药，盖外不解，贼尚在门外，易逐。若用他药，是替他开门，引贼入内。

阳脉微，寸脉缓也。而汗出少者，为自和也。汗出多者，为太过也。阳脉实，寸脉浮紧。因发其汗，出多者，亦为太过。太过者，为阳绝于里，亡津液，大便因鞕也。

汗法，读桂枝汤乃得。

阳明病，法多汗，反无汗，其身如虫行皮中状者，此以久虚故也。津液虚，汗孔疏也，似可用桂枝加葛之类。

阳明病，初欲食。胃气来。小便反不利，大便自调，其人骨节疼，翕翕如有热状，奄然发狂，濈然汗出而解者，此水不胜谷气，与汗共并，脉紧则愈。

此邪正俱盛，得胃气助正，其邪自解。

文于不能食诸病方中，每加谷芽、五谷虫、砂仁、半夏开胃，实本于此。

伤寒，发热，无汗，呕不能食，邪入胃，而胃气不来。而反汗出濈濈然者，是转属阳明也。

此由不先发汗之为逆也。

伤寒，脉浮，发热，无汗，其表不解，不可与白虎汤。渴欲饮水，无表证者，再申一句，圣人于表证用辛凉。如此慎重，市医动辙辛凉，何哉？白虎加人参汤主之。

白虎加人参汤方

于白虎汤方内加入人参三两，余依白虎汤方。

伤寒，脉浮滑，此以表有热，里有邪①。原“寒”字。白虎汤主之。

白虎汤方

知母六两　石膏一斤，碎　甘草二两，炙　粳米六合

---

① 邪：《仲景全书》作“寒”。

上四味，以水一斗，煮米熟，汤成，不多煮也。去渣，温服一升，日三服。

只吃三成，不尽剂，又分匀三次服。大青龙用石膏，有甘、芍、姜、枣缓之。此方用甘、米和之，恐伤胃阳。市医单用知、石二味，名白虎，且加以三黄。又宗丹溪，知母必配黄柏，屡施于寒热多汗，表未解者。

病人烦热，汗出则解，又如疟状，日晡所发热者，属阳明也。脉实者，宜下之。脉浮虚者，宜发汗。下之与大承气汤，发汗宜桂枝汤。

太阳病，若吐、若下、若发汗后，微烦，小便数，大便因鞕者，与小承气汤和之愈。

小承气汤方

大黄四两　厚朴二两，去皮，炙　枳实三枚，大者，炙

仲景枳实或去穰炒，或炙。吴医弄巧，仿四磨式，磨冲于小儿、柔弱男妇，宜成脱肛、中满、足浮证。

已上三味，以水四升，煮取一升二合，去渣，分温二服。初服汤，当更衣。古人大便时必更衣，故名。不尔者，尽饮之。若更衣者，勿服之。

趺阳脉胃脉浮而涩，浮则胃气强，涩则小便数，浮涩相搏，大便则鞕，其脾为约，麻子仁丸主之。

麻子仁丸方

麻子仁二升　杏仁一升，去皮尖，熬，别作脂　厚朴　大黄各去皮，各一斤[①]　芍药　枳实各半斤

上六味，蜜合丸，如梧桐子大，饮服十丸，日三服，渐加，

① 一斤：《仲景全书》作“一尺”。

以和为度。

此丸治俗名肝气痛，六七日不大便者。愈后，当归、白芍、甘草、牛膝常煎服，可以少发。

伤寒，吐后，腹胀满者，与调胃承气汤。

调胃承气汤方

大黄四两，去皮，酒浸　甘草二两，炙　芒硝半升

上三味，以水三升，煮取一升，去渣，内芒硝，更煮两沸，少少温服之。

阳明病，不吐，不下，心烦者，可与调胃承气汤。

阳明发热汗多者，急下之，急，刻不可缓，缓则津液随汗越尽，真阴立涸，成直视、谵语恶候矣，后仿此。宜大承气汤。

大承气汤方

大黄四两，酒洗　厚朴半斤，炙，去皮　枳实五枚，炙　芒硝三合

上四味，以水一斗，先煮二物，取五升去渣，内大黄，更煮取二升，去渣，内芒硝，更上微火一两沸，分温再服，得下，余勿服。

误服大黄，腹痛、利不止，饮清米汤可立解。

阳明病，下之，心中懊侬而烦，胃中有燥屎者，可攻。腹微满，初头鞕，后必溏，不可攻之。若有燥屎者，宜大承气汤。

得病二三日，脉弱，无太阳、柴胡证，烦躁，心下鞕。至四五日，虽能食，以小承气汤少少与，微和之，令小安。至六日，与承气汤一升。若不大便六七日，小便少者，虽不受食，但初头鞕，后必溏，未定成鞕，攻之必溏。须小便利，屎定鞕，乃可攻之，宜大承气汤。

阳明病，脉迟，虽汗出不恶寒者，其身必重，短气，腹满

而喘，有潮热者，此外欲解，可攻里也。手足濈然汗出者，此大便已鞕也，大承气汤主之。若汗多，微发热恶寒者，外未解也。其热不潮，未可与承气汤。若腹大满不通者，可与小承气汤，微和胃气。勿令至大泄下。

阳明病，潮热，大便微鞕者，可与大承气汤，不鞕者不可与之。若不大便六七日，恐有燥屎，欲知之法。探试病法。少与小承气汤，汤入腹中，转失气者，此有燥屎也，乃可攻之。若不转失气者，此但初头鞕，后必溏，不可攻之，攻之必胀满不能食也。欲饮水者，与水则哕。其后发热者，必大便复鞕而少也。二句错简。以小承气汤和之。不转失气者，慎不可攻也。

阳明病，谵语，发潮热，脉滑而疾者，小承气汤主之。因与承气汤一升，腹中转失气者，更服一升，若不转失气者，勿更与之，明日又不大便，脉反微涩者，里虚也，为难治，起下条转虚诸坏证。不可更与承气汤也。

伤寒，若吐若下后不解，不大便五六日，上至十余日，日晡所发潮热，不恶寒，独语虚象如见鬼状。若剧者，发则不识人，循衣摸床，俗名撮空。惕而不安，微喘直视，脉滑①者生，涩者死。微者，但发热，此以上皆真虚反见大实象，煎李氏回春丹，日三服，服至七八日，全愈，百不失一。但求市医勿用至宝、清心、玉枢等丹丸，立毒杀之。谵语者，实象，大承气汤主之。若一服利，止后服。见利，服回春丹。设服承而不利，亦止服，亦服回春丹。

余注此条，不独市医非笑②，即后世亦必以余偏于温补，畔经，

---

① 脉滑：《仲景全书》、《金鉴》作“脉弦”。

② 非笑：讥笑。《汉书·息夫躬传》：“人有上书言躬怀怨恨，非笑朝廷所进。”

岂知病在十余日也。熟读经文自知之。

阳明病，本自汗出，医更重发汗，病已差，尚微烦，不了了者，此大便必鞕故也。以忘①津液，胃中干燥，故令大便鞕，当问其小便日几行。若本小便日三四行，今日再行，故知大便不久出。今为小便数少，以津液当还入胃中，故知不久必大便也。

余于此悟出下利不止者，当不饮水，但利小便。小便利，大便必鞕，利自止。熟读圣人书，人之脏腑经脉，婉②在玻璃镜中。苟能一隅三反③，则后人所分之十一科④病证，何一不能治哉？求后圣百读而复深思之。

阳明病，自汗出，若发汗，小便自利者，此为津液内竭，虽鞕不可攻之。攻之死。当须自欲大便，候津液复，必自便。宜蜜煎导而通之，若土瓜根及大猪胆汁，皆可为导。

蜜煎导方

蜜七合

内铜器中，微火煎之，稍凝似饴状，搅之，勿令焦着，欲可丸，并手⑤捻作挺子，令头锐，大如指，长二寸许。当热时急作，冷则鞕。以内谷道中，以手急抱，欲大便时乃去之。

猪胆汁方

大猪胆一枚，泻汁，和法醋少许，以灌谷道内，如一食顷，

---

① 忘：通“亡”。《管子·乘马》：“今日不为，明日忘货。”

② 婉：疑“宛”之误。

③ 一隅三反：与“举一反三”义同，谓善于类推，能由此及彼。《论语·述而》：“举一隅不以三隅反，则不复也。”

④ 十一科：清代医学的分科类型。《太医院志》：“国初依明制，术分十一科：曰大方脉，曰小方脉，曰伤寒科，曰妇人科，曰疮疡科，曰针灸科，曰眼科，曰口齿科，曰咽喉科，曰正骨科，曰痘疹科。”

⑤ 并手：两手一同。

当大便，出宿食恶物，甚效。

土瓜根方缺。

伤寒六七日，目中不了了，睛不和，无表里证，大便难，身微热者，此为实也，急下之，宜大承气汤。

病人小便不利，大便乍难乍易，时有微热，喘冒不能卧者，有燥屎也，宜大承气汤。

病人不大便五六日，绕脐痛，烦躁，发作有时者，此有燥屎，故使不大便也。

大下后，六七日不大便，烦不解，腹满痛者，此有燥屎也。所以然者，本有宿食故也，宜大承气汤。

阳明病下之，其外有热，手足温，不结胸，心中懊侬，饥不能食，但头汗出者，栀子豉汤主之。

伤寒呕多，虽有阳明证，不可攻之。

阳明中风，口苦，咽干少阳，腹满，微喘太阴，发热，恶寒，脉浮而紧太阳。言阴阳错杂病。若下之，则腹满，小便难也。

言医不以柴胡、桂枝汗，而以他药下之，邪陷太阴成坏病，起下条救逆诸方法。

阳明病，脉浮而紧，咽燥，口苦，腹满而喘，发热，汗出，不恶寒，反恶热，身重。若发汗则躁，心愦愦，反谵语。若加温针，必怵惕，烦躁不得眠。若下之，则胃中空虚，客气动膈，心中懊侬，舌上胎者，栀子豉汤主之。若渴欲饮水，口干舌燥者，白虎加人参汤主之。若脉浮，发热，渴欲饮水，小便不利者，猪苓汤主之。

阳明病，汗出多而渴者，当有小便不利。不可与猪苓汤，以汗多，胃中燥，此汗亡津液之燥，非水逆之渴可知。猪苓汤复利其小便故也。

猪苓汤方

猪苓去皮　茯苓　滑石　阿胶　泽泻碎，各一两

上五味，以水四升，先煮四味，取二升，去渣，内阿胶，烊消，温服。

吴子曰：太阳寒水脏，五苓用桂温之。阳明重津液，猪苓用胶滑滋之。

脉浮而大，心下反鞕，有热。属脏者攻之，脏非五脏，里也。不令发汗。属腑者不令溲数谓利小便。溲数则大便鞕，汗多则热愈，汗少则便难，脉迟尚未可攻。

以上言阳明有兼证，有假象，当凭之以脉，不可泥煞“可攻下”也。

阳明病，脉迟，食难用饱，饱则微烦头眩，必小便难，此欲作谷疸。谷气郁而不宣，今阴黄疸也。杂病都半由伤寒而得。后凡仿此。虽下之，腹满如故，所以然者，脉迟故也。文拟用理中、五苓加橘皮、厚朴，必愈。

阳明病，若中寒者，不能食，小便不利，手足濈然汗出，此欲作固瘕，必大便初鞕后溏。所以然者，以胃中冷，水谷不别故也。俗名溏泄，或得食即泻，或五更泻，甚者大便完谷出。市医用萆薢分清，久服杀之。文用破故纸、干姜、附子、桂枝、炙甘草各一钱，熟地、泽泻各五钱，白芍钱半，山萸肉十粒，浓煎久服，活人不少矣。

太阳病，寸缓关浮尺弱，其人发热，汗出，复恶寒，不呕，但心下痞者，此以医下之也。如其不下者，病人不恶寒而渴者，此转属阳明也。小便数者，大便必鞕，不更衣十日无所苦也，不须药，但用滋味润泽之。渴欲饮水，少少与之，但以法救之，

渴者，宜五苓散。

此条似有阙文，大约言病势未定，审证未明，只宜不服药，安心俟之，见确有可攻，然后用药。渴宜五苓，举一端以例余也。

阳明病，心下鞕满者，不可攻之。攻之，利遂不止者死，利止者愈。

诸虚者，不可下，下之则大渴。求水者见愈，恶水者剧。

大下之后，复发汗，小便不利者，亡津液故也。勿治之，得小便利，必自愈。言勿利小便，候津液回，自愈也。

阳明病，下血，谵语者，此为热入血室。但头汗出者，刺期门，随其实而泻之，濈然汗出则愈。

穴在乳直下，倒向上数，第二肋骨端，不容穴①旁一寸五分，刺四分。余不知针刺法，用柴胡、桂枝、白芍、炙甘草、牛膝、桃仁各一钱，干姜五分，黄芩钱半，煎服，手摩少腹，三服必愈。

阳明病，口燥，但欲漱水不欲嚥者，此必衄。

脉浮，发热，口干，鼻燥，能食者，则衄。

阳明证，其人喜忘者，必有蓄血。所以然者，本有久瘀血，故令喜忘。屎虽鞕，大便反易，其色必黑者，宜抵当汤下之。

张志聪曰：太阳蓄血在膀胱，验之小便利不利。阳明蓄血在肠胃，验之大便黑不黑。

病人无表里证，发热七八日，虽脉浮数者，可下之。假令已下，脉数不解，合热则消谷善饥，至六七日，不大便者，有瘀血，宜抵当汤。若脉数不解而下不止，必协热便脓血也。此句非有阙文，必错简也。今姑仍之。

伤寒，发汗已，身目为黄。所以然者，以寒湿在里不解故

---

① 不容穴：隶属于足阳明胃经。在上腹部，当脐中上6寸，距前正中线2寸。主治：呕吐，胃病，食欲不振，腹胀。

也。以为不可下也，于寒湿中求之。

伤寒，瘀热在里，身必发黄，麻黄连轺赤小豆汤主之。

麻黄连轺赤小豆汤方

麻黄去节　甘草炙　生姜切，各二两　赤小豆　生梓白皮切，各一升　杏仁四十枚，去皮、尖　大枣十二枚，擘　连轺二两

已上八味，以潦水清见河底水草者也。一斗，先煮麻黄，再沸，去上沫，内诸药，煮取三升，分温三服，半日则尽。

伤寒七八日，身黄如橘子色，小便不利，腹微满者，茵陈蒿汤主之。

茵陈蒿汤方

茵陈蒿六两　栀子十四枚，擘　大黄二两，去皮

茵陈，据说陕西皮货客用者佳。

上三味，以水一斗二升，先煮茵陈，减六升，内二味，煮取三升，去渣，分三服。小便当利，尿如皂荚汁状，色正赤。一宿腹减，黄从小便去也。

伤寒，身黄，发热，栀子柏皮汤主之。

栀子柏皮汤方

栀子十五枚，擘　茵陈蒿[1]原文甘草，吴子订正。一两　黄柏二两

上三味，以水四升，煮取一升半，去渣，分温再服。

阳明病，被火，额上微汗出，而小便不利者，必发黄。

阳明病，无汗，小便不利，心中懊侬者，身必发黄。

阳明病，面合色赤，不可攻之，必发热，色黄，小便不利也。

---

① 茵陈蒿：《仲景全书》作“甘草”。

阳明病，发热，汗出，此为热越，透出也，热已随汗透。不能发黄也。但头汗出，身无汗，跻颈而还，小便不利，渴引水浆者，此为瘀热在里，身必发黄，茵陈蒿汤主之。

伤寒，脉浮而缓，手足自温者，是为系在太阴。太阴者，身当发黄。若小便自利者，不能发黄。至七八日大便鞕者，为阳明病也。

伤寒转系阳明者，其人濈然微汗出也。

太阳病吐之，但太阳病当恶寒，今反不恶寒，不欲近衣，此为吐之内烦也。

太阳病，当恶寒发热，常也。今自汗出，反不恶寒发热，变也，当求其何以故。关上脉细数者，按脉是伤胃阳。以医吐之过也，执是故矣。圣人教今人，必求所以然之故。读书不可执一①，刻舟求剑，学者大忌。通篇有用"反"字处，仔细寻按，所谓设有不应，知变所缘，料度脏腑，独见若神，圣人心法得之矣。一二日吐之者，腹中饥，口不能食，初得病也。三四日吐之者，不喜糜粥，欲食冷食。五六日吐之者，朝食暮吐，胃虚竭矣，必成胃反。以医吐之所致也，此为小逆。

食谷欲呕，属阳明也，吴茱萸汤主之。得汤反剧者，属上焦也。

病人脉数，数为热，当消谷引食，而反吐者，此以发汗令阳气微，膈气虚，脉乃数也，数为客热，不能消谷，以胃中虚冷故吐也。

阳明病，不能食，攻其热必哕。所以然者，胃中虚冷故也。

---

① 执一：固执一端，不知变通。《孟子·尽心上》："执中无权，犹执一也。"

以其人本虚，攻其热必哕。

若胃中虚冷，不能食者，饮水则哕。

趺阳脉浮，浮则为虚，浮虚相搏，故令气饲，音噎。言胃气虚竭也。

脉滑则为哕，此为医咎，责虚取实，守空迫血。脉浮，鼻中燥者，必衄血也。

此条言胃气盛者，医逆之也。但文气不顺，有阙文，姑仍之。

寸口脉浮大，而医反下之，此为大逆。浮则无血，大则为寒。寒气相搏，则为肠鸣。医乃不知，而反饮冷水，水得寒气，冷必相搏，其人必饲。俗名打呃忒，骤伤风冷者，白胡椒末，开水下。病后者，参、夏、赭石为君。《本草》用老刀豆煎服，余未亲验。

伤寒，哕而腹满，视其前后，知何部不利，利之则愈。

前用猪苓汤，后用麻仁丸、六味地黄之类。利下而哕不止，急用参、术、姜、夏、赭、甘安胃。市医妄用瞿、扁、朴、实猛攻，形脱死者多矣。

夫实则评语，虚则郑声。郑声者，重语也。

伤寒四五日，脉沉而喘满。沉为在里，而反发其汗，津液越出，大便为难。表虚里实，久则评语。不可急攻。

阳明病，其人多汗，以津液外出，胃中燥，大便必鞕，鞕则评语，小承气汤主之。若一服评语止者，更莫复服。

汗出评语者，以有燥屎在胃中，此为风也。须下者，过经，十三日为过经。乃可下之。下之若早，语言必乱，以表虚里实故也。下之愈，宜大承气汤。

阳明病，评语有潮热，反不能食者，胃中必有燥屎五六枚也，宜大承气汤下之。若能食者，但鞕耳。

下利评语者，有燥屎也，宜小承气汤。

通因通用。

直视，谵语，喘满者死，下利者亦死。

发汗多，若重发汗者，亡其阳，谵语，脉短者死，脉自和者不死。

死证三条，姑与李氏回春丹，日三服，以尽人事。叩嘱。

发汗多，亡阳，谵语者，不可下，与柴胡桂枝汤，和其营卫，以通津液，后自愈。“后”字，“自”字，有不能速效之语气。

阳明中风，近时名风温证也，其实三阳错杂病耳。脉弦浮大而短气，腹都满，胁下及心痛，久按之，气不通，鼻干，不得汗，嗜卧，一身及目悉黄，小便难，有潮热，时时哕，耳前后肿，俗名发颐、痄腮。刺之小差，外不解，病过十日，脉续弦者，与小柴胡汤。脉但浮，无余证者，与麻黄汤。若不尿，肾绝。腹满，脾败。加哕者，胃竭。不治。

此条言三阳合病，不可骤用药。当静伺之约十日，见何经脉最显，单用何经方，一经解，而诸经全愈。设或施治失宜，陷入阴经者，死，不治，此证不独经文各证也。烂喉痧、风痧、发斑、咽喉白腐闭塞、到处烂、大头瘟、发颐、痄腮、浑身浮、壮热，朝夕变幻莫测，医无可措手。余不慌忙，一心用小建中汤，去饴一味，煎去渣，少少令时时噙咽之。苦咽喉见证，方中加白芷一钱，连翘壳、食盐各七分，久久服必愈。若痧疹、大头发颐，兼用神灯照外治法。若身肿，方内加防风一钱，泽泻三钱，食盐加五分，禁食生冷荤腥，夫妇分房，尤忌污秽。凡廿一日，照我方法，勿更改分毫。如有不愈者，罚我入地狱。自《温热赘言》《条辨》方论诸书行世，市医宗之，杀人亿万，噫！

脉浮而芤，浮为阳，芤为阴，浮芤相搏，胃气生热，其阳则绝。

言亡胃中津液也，必有阙文，姑仍之。

阳明病，反无汗，而小便利，二三日呕而咳，手足厥者，必苦头痛，可与吴茱萸汤。若不咳不呕，手足不厥者，头不痛。

林澜①曰：胃主四肢，中虚气寒，亦有手足厥证，但头痛咳与厥阴稍异。

阳明病，但头眩，不恶寒，故能食而咳，其人咽必痛。若不咳者，咽不痛。咳，咽中伤故也。

病人有寒，复发汗，胃中冷，必吐蛔。音回。

发汗后，水药不得入口为逆。若更发汗，必吐下不止。可与干姜、人参、半夏之类。

脉浮而迟，表热里寒，下利清谷者，四逆汤主之。

自"苦头痛"条起，阳明与厥阴、少阴相类证，治法与厥、少篇合参。

阳明病欲解时，从申至戌上。

辨少阳病脉证并治全篇

吴子曰：少阳主春，其气半出地外，半在地中，故曰半表半里也。半表者，在外之太阳也；半里者，在内之太阴也。邪入其间，阴阳相移，寒热交作，邪正相持，进退互拒，汗吐下三法，俱在所禁，故立小柴胡汤和解法加减施治。然有口不渴，身微热者，加桂枝取汗。下后胸胁满，微结，小便不利，渴而不呕，头汗出，往来寒热，用柴胡桂枝干姜汤汗之。又有柴胡证具，而反下之，心下满

① 林澜（1627—1691）：明末清初医家。字观子，杭州人。清顺治初（约1645）补诸生，后弃儒研医，尤邃于医经。以《灵枢》早于《素问》，互为表里，纂《灵素合钞》十五卷。仿滑寿《素问钞》，自摄生至运气，分十二类。又集中外历代医籍数千卷，考辨参订，辑为《伤寒折衷》十二卷，附以《伤寒类证》八卷，评述伤寒诸证，备列诊治方药。名医张卿子、沈亮辰、卢子由等皆重其书。此处引文出吴谦引林澜注文。

而鞕痛者，此为结胸也，大陷胸汤主之。柴胡证仍在者，先与小柴胡汤。呕不止，心下结，郁郁微烦者，与大柴胡汤下之。更有本柴胡证，医以丸药下之，微利，胸胁满而呕，日晡潮热者，小柴胡加芒硝汤下之。是仲景亦有汗下法，惟在临证详查，因病施治，不可执一也。

文读仲景书，于一定之中寓权变者多，活活泼泼集大成者，吴子可谓善读圣经者矣。若佞口①市医，必冷笑圣人自相矛盾，此之谓蠢材也。

近宗叶桂及三家、指南医案、灵胎诸书，只可骗肉食富绅财物，一叹。

少阳之为病，口苦，咽干，目眩也。

林澜曰：胆热，腑自病②。

少阳中风，两耳无所闻，目赤，俗名红眼睛。胸中满而烦者，不可吐下，吐下则悸而惊。

目赤，用重姜枣汤，辛出头汗。有星翳，加木贼草三钱。初服加重，勿怪，连服十余日，全愈。一无痛苦，誓不欺人。忌看书等二十日。

伤寒，脉弦细，头痛，发热者，属少阳。少阳不可发汗，发汗则谵语，此属胃。胃和则愈，胃不和，烦而悸。

伤寒五六日，中风，往来寒热，胸胁苦满，柴胡，胸胁引经主药，凡百千③胸胁证，非柴胡不能至其经。默默不欲饮食，心烦喜呕，或胸中烦而不呕，或渴，或腹中痛，或胁下痞鞕，或心下悸，小便不利，或不渴，身有微热，或咳者，小柴胡汤主之。

---

① 佞口：利口，巧嘴。佞，原作“侫”，“侫”的讹字。据文意改。

② 胆热腑自病：语本《医宗金鉴·伤寒论注·辨少阳病脉证并治》引林澜注文。

③ 凡百千：一切，所有。

小柴胡汤方

柴胡半斤　黄芩　人参　甘草炙　生姜切，各三两　半夏半升，洗　大枣十二枚，擘

少阳者，胆木初生萌芽也。土宜松，用柴升发。土宜肥，用参、甘、枣滋培。又必春日煦之，有姜、夏。阴雨膏①之，有黄芩。仲景诸方，无不与天地合德。文偶举一方言之，求同志者于各方会心焉。

上七味，以水一斗二升，煮取六升，去渣，再煎，取三升，温服一升，日三服。加减法：若胸中烦而不呕者，去半夏、人参，加栝蒌实一枚，全瓜蒌，涤胸中垢腻专药。若渴，去半夏，加人参合前成四两半，栝蒌根四两，今名天花粉。若腹中痛者，去黄芩，加芍药三两，芍，专理逆气，和解肝脾。若胁下痞鞕，去大枣，加牡蛎四两，牡，软坚，解结气，市医但云涩精。若心下悸，小便不利者，去黄芩，加茯苓四两。若不渴，外有微热者，去人参，加桂枝三两，温服微汗愈。若咳者，去人参、大枣、生姜，加五味子半升，干姜二两。

姜，味敛散，利肺神药，但近咳家不敢服，余亦未亲试。盖咳虽见证于肺，而实非肺中有病。市医早用杏、贝、前、苑、桑、杷肺家药，引侵肺之外邪直入肺里，不得出，愈而逢节又发，久成吐血、喘、哮、失音、诸痨瘵，所谓引人痨病路上去者，此也。余杜②制大悲膏，贴天柱骨③下肺俞穴，十四日发痒，汗出，咳必止，神方也。附方求政④：麻黄、桂枝、干姜、细辛各漕平⑤四两，生葱、生姜，洗切，各四斤，油八斤。浸药三昼夜，微火煎之，去渣，再煎之，滴

---

① 膏（gào 告）：润泽，滋润。

② 杜：杜撰，此为谦词。

③ 天柱骨：即颈椎骨。

④ 政：《说文》："政，正也"。

⑤ 漕平：旧时征收漕银的衡量标准，一般一两约为36.66克。

水成珠，下东丹，搅之不老不嫩，倾冷水内，终年勿断水，则不干。余门市卖每张七文，救人不少。今老而无子，此方不久灭绝矣，噫！

伤寒中风，有柴胡证，但见一证便是，不必悉具。

伤寒三日，少阳脉小者，欲已也。

伤寒四五日，身热，恶风，颈项强，胁下满，手足温而渴者，小柴胡汤主之。

阳明病，发潮热，大便溏，小便自可，胸胁满不去者，与小柴胡汤。

阳明病，胁下鞕满，不大便而呕，舌上白胎者，凡病在三阳，舌白。入胃，舌黄厚。入三阴，舌灰黄黑。中虚人，舌多裂纹。津液少，舌光赤剥，无苔。痨病、坏病，舌起白浮点。可与小柴胡汤。上焦得通，津液得下，胃气因和，身濈然汗出而解。

凡柴胡汤病证而下之，若柴胡证不罢者，复与柴胡汤，必蒸蒸而振，却复发热汗出而解。

得病六七日，脉迟浮弱，恶风寒，手足温。医二三下之，不能食，而胁下满痛，面目及身黄，颈项强，小便难者，与柴胡汤，后必下重。本渴饮水而呕者，柴胡不中与也。

言误下、坏病，当随证救逆，亦不可泥一证便是。“柴胡不罢”二条，仍与小柴胡也。圣人教人经权常变①。

伤寒六七日，发热，微恶寒，支节烦疼，微呕，心下支结，外证未去者，柴胡桂枝汤主之。

太阳、少阳病，便用两阳方，治病何等容易。

柴胡桂枝汤方

柴胡四两　桂枝　人参　黄芩　芍药　生姜切，各一两半　甘

---

① 经权常变：谓经与常，权与变。

草一两，炙　半夏二合半，洗　大枣六枚，擘

上九味，以水七升，煮取三升，去渣，温服一升。

伤寒五六日，已发汗而复下之，胸胁满，微结，小便不利，渴而不呕，但头汗出，往来寒热，心烦者，此为未解也，柴胡桂枝干姜汤主之。

柴胡桂枝干姜汤方

柴胡半斤　桂枝　黄芩各三两　干姜　牡蛎　甘草炙，各二两　栝蒌根四两

上七味，以水一斗二升，煮取六升，去渣，再煎，取三升，温服一升，日三服，初服微烦，复服汗出便愈。

服圣人方，必先与病家说明了，否则必被佞口市医、利口绅富咋舌阻挠，复进以珠、犀、羚、麝、硃、芦根、石斛等种种入心寒滑毒品，遏邪入内而呜呼。下凡仿此。

服柴胡汤已，渴者，属阳明，以法治之。

伤寒五六日，头汗出，微恶寒，手足冷，心下满，口不欲食，大便鞕，脉沉①者，此为阳微结，结，亦手足冷，与厥冷者自不同。必有表，复有里也，脉沉亦在里也。汗出为阳微，假令纯阴结，不得复有外证，悉入在里，此为半在里半在外也。脉虽沉细②，不得为少阴病。所以然者，阴不得有汗，今头汗出，故知非少阴也，可与小柴胡汤。设不了了者，外解而大便鞕，屎未去也。得屎而解。言不可再用药，当俟津液回，自屎下而解。

圣人教人审证之细如此，求善学者百读而重思之。

文按：治病最容易，审证极万难。

---

① 脉沉：《仲景全书》作“脉细”，《金鉴》吴谦注作“脉沉”。

② 沉细：《仲景全书》作“沉紧”，《金鉴》吴谦注作“沉细”。

伤寒，阳脉涩，阴脉弦，法当腹中急痛，先与小建中汤，不差者，与小柴胡汤主之。

伤寒，胸中有热，胃中有邪气，腹中痛，欲呕吐者，黄连汤主之。

黄连汤方

黄连　甘草炙　干姜　桂枝各三两　人参二两　半夏半升，洗　大枣十二枚，擘

上七味，以水一斗，煮取六升，去渣，温服，昼三夜二。

程知①曰：寒温互用，为阴阳相格者立治法。

文按：呕吐，药须匀多次缓服，故曰昼三夜二。

太阳病，十日以上，脉浮细而嗜卧者，外已解也。浮细、嗜卧，病已解。沉细、嗜卧，少阴证。设胸满胁痛者，与小柴胡汤。脉但浮者，与麻黄汤。

圣人临证详察，不拘日数。

伤寒，发热，汗出不解，心中痞鞕，呕吐而不利者，大柴胡汤主之。

吴子曰：桂枝人参，治汗出下利，表里俱虚。此治痞鞕不利，表里俱实。

文按：协热痞鞕，以利、不利分虚实。《内经》均谓两感不治者。圣人出二方，救亿万世无限生民矣。

太阳病，过经十余日，反二三下之，后四五日，柴胡证仍在者，先与小柴胡。用大柴，必先与小柴。呕不止，心下急，郁郁微烦者，为未解也，与大柴胡汤，下之则愈。

---

① 程知：字扶生，海阳（今广东潮州）人，清代名医，生卒年不详，著有《医经理解》九卷。首倡包络命门说。“程子曰寒温……治法”语出《医宗金鉴·伤寒论注》引程知注文。

大柴胡汤方

柴胡半斤　黄芩　芍药各三两　大黄二两　生姜五两，切　枳实四枚，炙　半夏半升，洗　大枣十二枚，擘

上八味，以水一斗二升，煮取六升，去渣，再煎，温服一升，日三服。

太阳病，过经十余日，心中温温欲吐，而胸中痛，大便反溏，腹微满，郁郁微烦。先此时自极吐下者，自已吐也。与调胃承气汤，胃有热邪。若不尔者，不是自已吐，医勿吐。不可与。但欲呕，胸中痛，医误吐，伤胸阳。微溏者，此非柴胡证，以呕故知极吐下也。医误吐伤胸阳之故，非胃有热也，宜大半夏汤。

伤寒十三日不解，俗名两候。胸胁满而呕，日晡所发潮热，已而微利，此本柴胡证，下之而不得利。今反利者，知医以丸药下之，非其治也。潮热者，实也，先宜小柴胡汤以解外，后以柴胡加芒硝汤主之。又出两解法也。

柴胡加芒硝汤方

于小柴胡汤方内，加芒硝六两，余依前法。不解，更服。下法千变万化。

伤寒十三日不解，过经谵语者，以有热也，当以汤下之。若小便利者，大便当鞕，而反下利，脉调和者，知医以丸药下之，非其治也。若自下利者，脉当微厥，今反和者，此为内实也，属调胃承气汤主之。

伤寒三日，三阳为尽，三阴当受邪，其人反能食而不呕，此为三阴不受邪也。

圣人只凭证，不拘日。

伤寒六七日，无大热，其人躁烦者，阴躁，阳烦，此必躁甚

于烦。若烦甚，为欲解。此为阳去入阴故也。亦有六七日入阴者，示人只凭证也。

妇人中风，此下四条，似应归妇病篇，今姑仍之。发热恶寒，经水适来，得之七八日，热除而脉迟，身凉，热悉入里。胸胁下满，如结胸状，谵语者，此为热入血室今名夹经伤寒。也，当刺期门，随其实而泻之。

妇人中风七八日，续得寒热，发作有时，经水适断者，此为热入血室，其血必结，故使如疟状，发作有时，小柴胡汤主之。

妇人伤寒，发热，经水适来，昼日明了，日轻夜重。暮则谵语，如见鬼状者，此为热入血室，无犯胃气及上二焦，必自愈。言勿因谵语用攻下，俟经畅行，可必自愈。

血弱气尽，腠理开，邪气因入，与正气相搏，结于胁下。正邪分争，往来寒热，休作有时，默默不欲食，必有阙文，姑仍之。脏腑相连，其病必下，胁膈中痛①，小柴胡汤②主之。

呕而发热者，小柴胡汤主之。

少阳病欲解时，从寅至辰上。

辨太阴病脉证并治全篇

吴子曰：自汉迄今，医书皆谓“三阴邪不传”，岂知如《论》③中“下利，腹胀满，身体疼痛者，先温里，乃攻表”，阳邪传太阴之寒证也。“少阴下利，白通汤主之”，此太阴寒邪传少阴也。“下利清

---

① 胁膈中痛：《仲景全书》、《金鉴》作“邪高痛下”。
② 小柴胡汤：原作“小柴和汤”，疑误。
③ 《论》：指《伤寒论》。

谷，汗出而厥，通脉四逆汤主之”，少阴寒邪传厥阴也。①

文按：非但阴邪三阴互相传变，并阴转阳，还入表腑也。故圣人三阴篇亦有汗下诸法，非汗下三阴也，汗下三阴之邪重复传还表腑实证。阳传阴，阴转阳。邪阳传阴多死，阴传阳立解。文所最怕者，阴邪还腑表之际，其人必烦，市医复以犀、羚、珠、麝、硃、石、芩、连遏之，使仍入于阴。有不死者，鲜矣！数语切中时弊，诚心济世保身者宜熟读之也。

太阴之为病，腹满而吐，食不下，时腹自痛。若下之，必胸下结鞕，自利益甚。

伤寒四五日，腹中痛，若转气下趋少腹者，此欲自利也。

自利不渴者，属太阴，以其脏有寒故也。当温之，宜服四逆辈。

理中丸方

人参　白术　甘草炙　干姜各一两②

上四味，捣筛，蜜和为丸，如鸡子黄许大。以沸汤数合，和一丸，研碎，温服之，日二③四，夜二服。腹中未热，益至三四丸，然不及汤，涤寒气，汤胜丸。汤法：以四物，依两数切，用水八升，煮取三升，去渣，温服一升，日三服。

加减法：若脐上筑者，肾气动也，去术加桂四两。吐多者，去术加生姜三两。下多者，还用术。悸者，加茯苓二两。渴欲得水者，加术，足前成四两半。腹中痛者，加人参，足前成四两半，腹痛加参，盖痛有虚实。霍乱腹绞痛，无脉，四逆加参补元气，复脉，市医那得知其故。寒者，加干姜，足前成四两半。腹

① 吴子曰自……厥阴也：语出《医宗金鉴·伤寒论注治篇》。

② 一两：《仲景全书》、《金鉴》作“三两”。

③ 二：《仲景全书》、《金鉴》作“三”。

满者，去术加附子一枚。服汤后，如食顷，饮热粥一升许，微自温，余用余葱熨法。勿发揭衣被。服法温里，寓和表法，治自下利神效。

伤寒，本自寒格，医复吐下之，寒格更逆，吐下。若食入口即吐，干姜黄芩黄连人参汤主之。

干姜黄芩黄连人参汤方

干姜　黄芩　黄连　人参各三两

上四味，以水六升，煮取二升，去渣，分温再服。

治膈气病，缓匀多次服，亦极验。

伤寒，医下之，续得下利清谷不止，身疼痛者，急当救里。后身疼痛，清便自调者，急当救表。救里宜四逆汤，救表宜桂枝汤。

治杂病久利清谷，亦神效。

下利清谷，不可攻表，汗出必胀满。更虚其阳故也，法当先温其里。

下利，腹胀满，身体疼痛者，先温其里，乃攻其表。温里宜四逆汤，攻表宜桂枝汤。

治实热，当先解表，后攻里。虚寒，先温里，后攻表，定法。

发汗后，腹胀满者，厚朴生姜半夏甘草人参汤主之。

厚朴生姜半夏甘草人参汤方

厚朴去皮，炙　生姜切，各半斤　人参一两　半夏半升，洗　甘草二两，炙

上五味，以水一斗，煮取三升，去渣，温服一升，日三服。

治凡百气虚中满者，神效。

发汗不解，腹满痛者，急下之，宜大承气汤。

腹满不减，减不足言，形容实满，宛如自病。当下之，宜大

承气汤。

太阴病，脉浮者，可发汗，宜桂枝汤。

阴病见阳脉，邪还太阳也。

本太阳病，医反下之，因而腹满时痛者，属太阴也，桂枝加芍药汤主之。桂、芍和肝脾腹痛主药。大实痛者，桂枝加大黄汤主之。

桂枝加芍药汤方

于桂枝汤方内，更加芍药三两，随前共六两，余依桂枝汤法。

桂枝加大黄汤方

桂枝　生姜切，各三两　大黄　甘草炙，各二两　芍药六两　大枣十二枚，擘

上六味，以水七升，煮取三升，去渣，温服一升，日三服。

太阴反有攻下法，犹之阳明反有温补法。学者于此深求之，医思过半矣。

太阴为病，脉弱，其人续自便利，设当行大黄、芍药者，宜减之，以其人胃气弱，易动故也。

伤寒，脉浮而缓，手足自温者，系在太阴。太阴当发身黄，若小便自利者，不能发黄，故黄病利小便为君。至七八日，虽暴烦，下利日十余行，必自止，以脾家实，腐秽当去故也。余故耸人服姜枣汤。

太阴中风，四肢烦疼，阳微阴涩而长者，为欲愈。

太阴病，欲解时，从亥至丑上。

辨少阴病脉证并治全篇

此篇吴子以肾为水火脏，专论从化。然圣人未尝言之，究似臆

度，故未录。

少阴之为病，脉微细，但欲寐也。

少阴病，始得之，反发热，脉沉者，麻黄附子细辛汤主之。表证仍在。

麻黄附子细辛汤①方

麻黄去节　细辛各二两，辛不过钱。古二两，今二钱也。分三服，故无碍也。　附子一枚，炮，去皮，破八片

上三味，以水一斗，先煮麻黄，减二升，去上沫，内诸药，煮取三升，去渣，温服一升，日三服。

少阴病，得之二三日，麻黄附子甘草汤微发汗。以二三日无里证，不吐利。故微发汗也。

麻黄附子甘草汤方

麻黄去节　甘草炙，各二两　附子一枚，炮，去皮，破八片

发阴家汗必用附子，恐亡阳也。

上三味，以水七升，先煮麻黄一两沸，去上沫，内诸药，煮取三升，去渣，温服一升，日三服。

少阴病，脉微，不可发汗，亡阳故也。阳已虚，尺脉弱涩者，复不可下之。

余专用李氏回春丹。

病人脉阴阳俱紧，浮、沉、弦兼见，紧为病脉，若尺寸俱紧，虚故也。反汗出者，亡阳也，此属少阴，法当咽痛，而复吐利。

少阴病，脉紧，至七八日，自下利，脉暴微，手足反温，转入阳。脉紧反去者，为欲解也，虽烦下利，必自愈。可与李氏

---

① 麻黄附子细辛汤：《仲景全书》作“麻黄细辛附子汤”。

回春丹。市医因烦，以凉药遏之，必死不救。

少阴病，得之一二日，口中和，其背恶寒者，阳明燥渴。当灸之，附子汤主之。

灸鬲、关二穴，在背七椎下，两傍相去各三寸陷中，正坐取之，灸五壮。关元一穴，在腹脐下三寸，灸百壮。

少阴病，身体痛，手足寒，骨节痛，脉沉者，附子汤主之。

附子汤方

附子二枚，去皮，生，破八片　茯苓　芍药各三两　人参二两　白术四两

上五味，以水八升，煮取三升，去渣，温服一升，日三服。

此方扶正达邪，为寒湿、风湿、身痛百病仙丹。市医恋诊金，但云切不可服。

少阴病，脉沉者，急温之，宜四逆汤。四，手和足。逆，冷也。

四逆汤方

甘草二两，炙　干姜一两半　附子一枚，生用，去皮，破八片

上三味，以水三升，煮取一升，去渣，分温再服。强人可大附子一枚，干姜三两。

强人，年精力壮之人，反宜加倍服热药。市医独用之衰老弱人，何居？

少阴病，下利，白通汤主之。

白通汤方

葱白四茎　干姜一两　附子一枚，生，去皮，破八片

上三味，以水三升，煮取一升，去渣，分温再服。

少阴病，下利，脉微者，与白通汤。利不止，厥逆无脉，干呕，烦者，阴盛格阳于外。白通加猪胆汁汤主之。服汤，脉暴

出者死，微续者生。

白通加猪胆汤方

葱白四茎　干姜一两　猪胆汁一合　附子一枚，生，去皮，破八片　人尿五合

已上三味，以水三升，煮取一升，去渣，内胆汁、人尿，和令相得，分温再服。若无胆，亦可用。

胆汁，苦腥，泛胃。圣人变通古法，必先申明。

少阴病，欲吐不吐，心烦，但欲寐。五六日自利而渴者，属少阴也，虚故引水自救。若小便色白者，少阴病形悉具。色白，色如米泔，小儿每多此色，余用重姜枣汤。小便白者，以下焦虚有寒，不能制水，故令色白也。

市医用鲜霍、斛、花粉止渴，必死。

少阴病，饮食入口则吐，心中嗢嗢①欲吐，复不能吐。始得之，手足寒，脉弦迟者，此胸中实，不可下也，当吐之。宜吴萸、干姜。若膈上有寒饮，干呕者，不可吐也，当温之，宜四逆汤。多煎，冷服。

少阴病，脉微细沉，但欲卧，汗出不烦，自欲吐，至五六日，自利，复烦躁不得卧寐者，死。

此条极多。余用李氏回春丹，日三服，夜服莲子食盐汤，姑以尽人事。

少阴病，二三日不已，至四五日，腹痛，小便不利，四肢沉重，疼痛，自下利者，此为有水气。其人或咳，或小便利，或下利，或呕者，真武汤主之。

小青龙治心下气，带表。此治肾气下气，带温。

---

① 嗢嗢（wà wà 袜袜）：象声词，反胃欲呕的声音。

真武汤方

茯苓　芍药　生姜切，各三两　附子一枚，炮，去皮，破八片　白术二两

上五味，以水八升，煮取三升，去渣，温服七合，日三服。若咳者，加五味子半升，细辛、干姜各一两。若小便利者，去茯苓。若下利者，去芍药，加干姜二两。若呕者，去附子加生姜，足前为半斤。

病人身大热，反欲得衣者，热在皮肤，寒在骨髓也。身大寒，反不欲近衣者，寒在皮肤，热在骨髓也。

少阴病，下利清谷，里寒外热，手足厥逆，脉微欲绝，身反不恶寒，其人面色赤，或腹痛，或干呕，或咽痛，或利止脉不出者，通脉四逆汤主之。

通脉四逆汤方

甘草三两[①]，炙　干姜三两，强人可四两　附子大者一枚，生用，去皮，破八片

上三味，以水三升，煮取一升二合，去渣，分温再服，其脉即出者愈。面色赤者，加葱九茎。腹中痛者，去葱，加芍药二两。呕者，加生姜二两。咽痛者，去芍药，加桔梗一两。利止脉不出者，去桔梗，加人参二两，加参方名通脉。病皆与方相应者，乃服之。

少阴病，吐利，手足不逆冷，反发热者，不死。市医最怕发热，奇！脉不至者，灸少阴七壮。

汪琥曰：灸足内踝后跟骨动脉。[②]

少阴病，吐利，手足逆冷，烦躁欲死者，吴茱萸汤主之。

---

① 三两：《仲景全书》、《金鉴》作“二两”。

② 灸足内踝后跟骨动脉：语出《医宗金鉴·伤寒论注》。

吴茱萸汤方

吴茱萸一升　人参三两　生姜一两[①]　大枣十二枚

上四味，以水七升，煮取二升，温服七合，日三服。

少阴病，吐利，躁烦，四逆者，死。

上言烦躁，此言躁烦，言躁甚于烦也。烦，声在外，属阳。躁，声如马嘶，属阴。阴甚者，故主死候。

少阴病，恶寒，身踡而利，手足厥冷者，不治。

少阴病，四逆，恶寒而身踡，脉不至，不烦而躁者死。

三条死证，叩求病家，姑与李氏回春丹，一方二法尽人事。

少阴病，下利，脉微涩，呕而汗出，必数更衣，反少者，当温其上，灸之。

言利遍次多，而屎反少，今之里急后重利也。方有执曰：上，谓顶心百会穴也。原治小儿数脱肛。

少阴病，下利止而头眩，时时自冒者死。

少阴病六七日，息高者，死。

二条叩求病家李氏回春丹内加关东秧参一钱，蛤蚧二尾，频进，少服，尽人事。

文遇此等死证，不怕坏名声，用烈火煎上药，小瓦超，亲与病人，时时噙咽，三五剂，亦有回春者。

少阴病，脉细沉数，病为在里，不可发汗。

少阴病，但厥无汗，而强发之，必动其血。此因厥而无汗，医未审脉微细为少阴病，误认作寒伤营也。阴不得有汗，故上竭而血妄行矣。

圣人以发阴汗为动血，市医以姜附为动血，禁人不敢服。

未知从何道出，或从口鼻，或从目出者，是名下厥上竭，

---

① 一两：《仲景全书》作“六两”。

为难治。

文按：只可用真武汤加归、芪、牛膝缓之。若以犀、羚、芩、连、鲜生地遏之，热郁于经，必成恶候。

少阴病，咳而下利，谵语者，被火气劫故也，小便必难，以强责少阴汗也。

此条火逼汗，亡津液。虚者，似宜炙甘草汤。实者，宜大黄甘草汤。

文：北五省①人卧火炕，防有火劫坏病。

少阴病，下利六七日，咳而呕渴，心烦，不得眠者，猪苓汤主之。养心滋肾。

少阴病，四逆，其人或咳，或悸，或小便不利，或腹中痛，或泄利下重，今名滞下。者，四逆散主之。

四逆散方

甘草炙　枳实破，水渍，炙干　柴胡　芍药

上四味，各十分，捣筛，白饮和服方寸匕，日三服。咳者，加五味子、干姜各五分，并主下利，少加木香。悸者，加桂枝五分。小便不利者，加茯苓五分。腹中痛者，加附子一枚，炮令坼。泻利下重者，先以水五升，煮薤白三升，煮取三升，去渣，以散三方寸匕，内汤中，煮取一升半，分温再服。

文按：此方此法，治今名肝胃气、心痛。寒多，加附子、薏苡仁。呕者，加姜夏。有神效。

少阴病，下利，若利自止，恶寒而蜷卧，手足温者，可治。

少阴病，恶寒而蜷，时自烦，欲去衣被者，可治。

四末，阳之根。温则病转阳分，似宜桂枝加附子汤。市医见时

---

① 北五省：清代北方设立的五个省的合称，包括山东、山西、河南、陕西、甘肃。

烦，为热入心包，连翘心、珠、犀、羚苦寒，杀人岁可亿万计。

少阴病，得之二三日以上，心中烦，不得卧，黄连阿胶汤主之。

黄连阿胶汤方

黄连四两　黄芩　芍药各二两　阿胶三两　鸡子黄二枚

上五味，以水六升，先煮三物，取二升，去渣，内胶烊尽，小冷，内鸡子黄，搅令相得，温服七合，日三服。

此心液虚，客热扰之之主方。圣人论少阴，该①心肾两脏而言，于此可见矣。

少阴病，下利，咽痛，胸满，心烦，猪肤汤主之。

猪肤汤方

猪肤一斤

上一味，以水一斗，煮取五升，去渣，加白蜜一升，白粉米粉五合，熬香，和令相得，温分六服。

此肾阴不足之主方。

少阴病，二三日，咽痛者，可与甘草汤。不差，与桔梗汤。

甘草汤方

甘草二两

上一味，以水三升，煮取一升半，去渣，温服七合，日二服。

桔梗汤方

桔梗一两有人云：桔梗今灭种，药店伪冲②者，用多不效。余以白芷、连翘壳代之，治咽颇效。　甘草二两

上二味，以水三升，煮取一升，去渣，温分再服。

---

① 该：包括。
② 冲：当作“充”。

少阴病，咽中痛，半夏散及汤主之。

半夏散及汤方

半夏洗　桂枝　甘草炙，各等分

上三味，各别捣筛已，合治之，白饮和服方寸匕，日三服。若不能散服者，以水一升，煎七沸，内散两方寸匕，更煮三沸，下火令小冷，少少服法神妙。嚥之。阴火郁抑之咽痛也。半夏有毒，似不当散服。乃吴市戈制、宋制、京制、青盐制诸半夏，均连渣吃。有痰饮者，偶尔消痰尚可。若无痰或制不透，必吐血，余亲见不少。然人不我信，但说说尽我心而已。又若吃半夏渣吐血，每日吃人尿，可解其毒。

少阴病，咽中伤，生疮，不能语言，声不出者，苦酒汤主之。

苦酒汤方

半夏十四枚，洗，破如枣核大　鸡子一枚，去黄，内上苦酒，着鸡子壳中

上二味，内半夏，着苦酒中，以鸡子壳置刀环中，安火上，令三沸，去渣，少少含嚥之，不差，更作三剂。

市医用橄榄膏代醋，且以青黛、冰片等苦寒作吹药遏之入内，病虽愈，后必屡发，毕世不除根。

文治咽，先用挖耳挖清两耳朵中毋，少滴凉水在耳中。以人中白、生甘草研末，少加食盐，吹喉，内服白芷连翘甘草汤。若有寒热，加桂枝。若有痧子，神灯照之。

少阴病八九日，一身手足尽热者，以热在膀胱，必便血也。前阴尿血也，余用五灵脂、蒲黄、桂枝、生牛膝、丹皮、甘草梢、茯苓等分为丸，每服钱许，盐汤下。亦治尿硬①病。

---

① 硬：疑当作“梗”，谓尿路不通畅。

少阴病，二三日至四五日，腹痛，小便不利，下利不止，便脓血者，今名刮积、红白痢疾。桃花汤主之。

桃花汤方

赤石脂一斤，一半全用，一半筛末　干姜一两　糯米①一升

上三味，以水七升，煮米令熟，去渣，内赤石脂末方寸匕，温服七合，日三服。若一服愈，余勿服。

若日久不愈者，服李氏回春丹。

少阴病，下利便脓血者，桃花汤主之。

少阴病，下利便脓血者，可刺。刺鸠尾下一寸，巨阙两傍各五分，陷中，刺五分，灸五壮，名幽门二穴。

又足内踝上二寸，少阴前廉、太阴后廉筋骨间，可刺以四分，留五呼，灸三壮，名交信二穴。

少阴病，得之二三日，口燥咽干者，急下之，宜大承气汤。

少阴病，自利清水，色纯青，心下必痛，口干燥者，少阴之邪还入阳明，阴传阳也。急下之，宜大承气汤。

少阴病六七日，腹胀，不大便者，急下之，宜大承气汤。

急下三条，皆脏邪还腑，消烁肾液，所以下腑家之实也。迟则津液立涸，直视喘满，诸坏证作矣。

文按：医者临病审证用药，并不可先存一部书在胸中，按图索骥，此圣人心法。

少阴中风，脉阳微阴浮者，为欲愈。

少阴病欲解时，从子至寅上。

辨厥阴病脉证并治全篇

吴子曰：厥阴为阴尽阳生之脏，其为病，阴阳错杂。阳盛则消

① 糯米：《仲景全书》作“粳米”。

渴，气上撞心，心中疼热，蛔厥，口烂，咽痛，喉痹，痈脓，便血。阴盛则手足厥逆，脉微欲绝，肤冷，脏冷，下利，除中。大凡三阳不解，传变厥阴而病危。厥阴病衰，转属三阳病自愈。阴阳消长，大伏危机，生死，全赖临证者之审证用心焉①。

文读厥阴方，温药居八九，苦寒只白头翁，犹戒人不尽剂。又如阴阳错杂之乌梅丸，温品倍于苦寒，所谓引邪转阳分，则生也。余宁偏于温，误只不过口伤烂赤，不忍学时下之偏于凉，误则成下利、除中之必死也。叩求后圣人共鉴诸。

厥阴之为病，消渴，气上撞心，心中疼热，饥而不欲食，食则吐蛔，下之利不止。

厥阴病，渴欲饮水，少少与之，愈。

渴，阴尽阳生之机也，得微雨养之，苗勃然兴矣。神方也，宜多读。

伤寒，厥而心下悸，以饮水多，不少少与之误也。**宜先治水，当服茯苓甘草汤，却治其厥。不尔，水渍入胃，必作利也。**利者死，少于则愈，多饮则利，其中玄微惟多，读者能知之。

文按：饮水一方，用之如法，病可愈。用违其法，病立危。奈市医方案医书独不计及服法、制法、调护法、煎法，只知禁人不吃荤乎。

伤寒，脉微而厥，七八日肤冷，其人躁无暂安时者，此为脏厥，单躁不烦，脏绝死候。**非蛔厥也。蛔厥者，其人当吐蛔。今病者静，而复时烦者，此为脏寒，**言但脏中寒，蛔不安其穴。**蛔上入其膈，故烦，须臾复止。得食而呕，又烦者，蛔闻食臭出，其人当自吐蛔。蛔厥者，乌梅丸主之。又主**

---

① 吴子曰……审证用心焉：语出《医宗金鉴·伤寒论注·辨厥阴病病脉证并治篇》。

久利。

乌梅丸方

乌梅三百枚　细辛　附子去皮，炮　桂枝　人参　黄柏各六两　黄连十六两　当归　蜀椒出汗，各四两　干姜十两

此方温补药四十二两，苦寒廿四两。

上十味，异捣筛，合治之，以苦酒醋也渍乌梅一宿，去核，蒸之五升①米下藉谷气。饭熟捣成泥，和药令相得，饭和药、乌梅同捣也，内臼中，与蜜，杵二千下，丸如梧桐子大。先食言饭前也。饮服十丸，日三服，稍加至二十丸。禁生冷、滑物、臭食等。

伤寒六七日，脉微，手足厥冷，烦躁，灸厥阴。厥不还者，死。

汪琥曰：灸足大指下后二寸，或寸半陷中，灸三壮，名太冲二穴者。②

手足厥寒，脉细欲绝者，当归四逆汤主之。若其人内有久寒者，宜当归四逆加吴茱萸生姜汤。

当归四逆汤方

当归　桂枝　芍药　细辛各三两　通草　甘草炙，各二两　大枣二十五枚，擘

上七味，以水八升，煮取三升，去渣，温服一升，日三服。

当归四逆加吴茱萸生姜汤方

于前方内加吴茱萸半升③，生姜三两。

---

① 五升：《仲景全书》、《金鉴》作“五斗”。

② 灸足……二穴者：语出《医宗金鉴·伤寒论注·辨厥阴病脉证并治篇》吴谦引汪琥注文。

③ 半升：《仲景全书》作“二升”。

上九味，以水六升，清酒六升，和，煮取五升，去渣，温分五服，一方水酒各四升。言亦有用各四升者，足见方之非圣人杜造者，概可知矣。

病者手足厥冷，言我不结胸，少腹满，按之痛者，此冷结在膀胱关元也。

程知曰：当灸脐下三寸，极阴之位，名关元①。

凡厥者，阴阳气不相顺接，便为厥。厥者，手足逆冷者是也。近人以直视、不省人事等，此乃死气，非厥也。厥，阴阳有阻碍耳。

诸四逆厥者，不可下之。虚家亦然。

伤寒五六日，不大便，腹濡，脉虚，复厥者，不可下，此亡血，下之死。

文按：产妇及亡血家，每多此证。又病后津液未复，有二三十日不大便者，只要腹无痛苦，听之勿治。若攻之，死不救。

伤寒病，厥五日，热亦五日，设六日当复厥，不厥者，自愈。厥终不过五日，以热五日，故知自愈。

伤寒，热少厥微，指头寒，默默不欲食，烦躁，数日，小便利，色白者，此热除也。欲得食，其病为愈。若厥而呕，胸胁烦满者，其后必便血。便血，则热已随血去，仍宜大温补。若用地榆，必留根。

伤寒，一二日至四五日而厥者，必发热。前热者后必厥，厥深者热亦深，厥微者热亦微。厥应下之。阴阳有物阻碍下焦，有下法。而反发汗者，必口伤烂赤。市医谓口糜用犀、羚等遏之入内，七八日人必死。余用姜、枣、桂、附、甘、苓、术，三五剂，托

---

① 程知曰当灸……关元：语出《医宗金鉴·伤寒论注·辨厥阴病脉证并治篇》吴谦引程知注文。

脾胃家郁阻湿热，病全愈。环口伤处用温水时潮[①]之，稍擦以冰片，愈。

又甚者，口不能开，而舌尖肿如荔枝，内仍服姜术等，外潮以清水，七日愈。

病人手足厥冷，脉乍紧者，邪结在胸中。心下满而烦，饥不能食者，病在胸中，当须吐之，宜瓜蒂散。厥有吐法。

伤寒，脉滑而厥者，里有热，白虎汤主之。厥有清法。

伤寒，脉促，手足厥逆，可灸之。灸关元、太冲穴。

伤寒，发热四日，厥反三日，复热四日，厥少热多者，其病当愈。四日至七日，热不除者，必便脓血。

伤寒，厥四日，热反三日，复厥五日，其病为进。寒多热少，阳气退，故为进也。

伤寒，始发热六日，厥反九日而利。凡厥利者，当不能食，今反能食者，恐为除中。中气除尽，求食自助，俗名熬食。食以索饼，人常吃之饼饵也。若[②]发热者，知胃气尚在，必愈，不必服药。恐暴热有阙文。来出而复去也。圣人以有热为宝贝，市医以御热为高明。后三日脉之，其热续在者，期之旦日[③]夜半愈。所以然者，本发热六日，厥反九日，复发热三日，并前六日，亦为九日[④]，故期之旦日夜半愈。后三日脉之而脉数，其热不罢者，此为热气有余，必发痈脓也。外科敷金黄碧玉散，饮以败毒汤，必复内陷而死。余以姜、桂、参、苏、甘、芪、芎。托出脓，挤尽脓血，敷以升药，贴清凉膏，不半月，可包全愈。

---

① 潮：使湿润。

② 若：《仲景全书》作“不”，《金鉴》吴谦注作“若”。

③ 旦日：明天，第二天。《谷梁传·宣公八年》：“绎者，祭之旦日之享宾也。”范宁注：“旦日，犹明日也。”

④ 九日：《仲景全书》下有“与厥相应”。

伤寒，脉迟，六七日厥而下利①，而反与黄芩汤彻其热。脉迟为寒，今与黄芩汤复除其热，腹中应冷，当不能食，今反能食，此名除中，必死。

求市医多看看，大凡用温补、温散，虽误不死。凉药误，实无法救。

伤寒，先厥后发热而利者，必自止，见厥复利。多死。

伤寒，先厥后发热，下利必自止。而反汗出，咽中痛者，其喉为痹。喉痹，市医滋阴，毕世不除根。余用厚朴、橘皮各五钱，泽泻一两，煎，时时噙之。五服愈，誓不欺人。发热无汗，而利必自止。若不止，余用桂枝汤，少少令微汗。必便脓血。便脓血者，其喉不痹。热随脓血去。二证大忌苦寒药。

下利，脉数，有微热，汗出，令自愈。设复紧，为未解。

下利，有微热而渴，脉弱者，令自愈。

下利，脉数而渴者，宜猪苓汤利小便。令自愈，不可用苦寒伤胃。设不差，必圊脓血，以有热故也。久圊半月不愈者，热已随血去，仍宜归、芍、地、姜、附、甘、苓、术，必愈。

下利，寸脉反浮数，尺中自涩者，必圊脓血。宜建中加归、芪，以补气血。

文每令人稍覆，取微似有汗，愈。

下利，脉沉弦者，下重也，今名里急后重。脉大者，为未止。脉微弱数者，为欲自止，虽发热，不死。

下利，欲饮水者，宜少少与之。以有热故也，白头翁汤主之。热利下重者，言下时大孔火热，而粪不多出。白头翁汤主之。

---

① 厥而下利：《仲景全书》无此四字，《金鉴》吴谦注作“厥而下利”。

白头翁汤方

白头翁　黄连去须　黄柏去皮　秦皮各三两①

上四味，以水七升，煮取三升，去渣，温服一升，不愈，更服一升。

此肝家郁热传脾，销烁津液，故用极苦寒之药，以镇肝也。然稍止即止服，不必尽剂。

文按：若尽剂，仍不稍减，急仍进上温补药。

伤寒，下利，日十余行，脉反实者，死。姑令病人不饮水，若渴甚，李氏回春丹加西洋参、麦冬煎，少少润口，以尽人事。

市医见实脉，朴、实、槟榔攻之，立死。幸勿禁温补。

伤寒六七日，不利，便发热而利。此句语气不接，有阙文，姑仍之。其人汗出不止者，死。有阴无阳故也。

大凡伤寒、疟疾、小儿痧痘、一切寒热病，六七日而转利者，多死，难救。

发热而厥，言身热而手足时冷，入内之象。七日下利者，为难治。

下利，脉沉而迟，其人面少赤，火升。身有微热，下利清谷者，必郁冒，似宜葱豉汤。汗出而解，病人必微厥。所以然者，其面戴阳，下虚故也。

下利清谷，里寒外热，汗出而厥者，通脉四逆汤主之。

大汗出，热不去，内拘急，四肢疼，又下利厥逆而恶寒者，四逆汤主之。

大汗，若大下利，而厥冷者，四逆汤主之。

下利，手足厥冷，无脉者，灸之，灸关元火。不温，若脉不

---

① 各三两：《仲景全书》白头翁作“二两”。

还，反微喘者，死，阳上脱也。文以葱熨暖足，李氏二法一丹，姑尽人事。

下利后脉绝，手足厥冷，晬时脉还，手足温者，生。脉不还者，死。

伤寒，发热，下利，厥逆，躁不得卧者，死。

伤寒，发热，下利至甚，厥不止者，死。

呕而脉弱，小便复利，身有微热，见厥者，难治，四逆汤主之。

干呕，吐涎沫，头痛者，吴茱萸汤主之。

呕家有痈脓者，不可治呕，脓尽自愈。此条当归入《呕吐篇》，姑仍之。

厥阴中风，脉微浮，为欲愈。不浮，为未愈。

厥阴病欲解时，从丑至卯上。

辨合病并病脉证并治篇

吴子曰：伤寒六经证有六经脉，井然①不杂。若一经未罢又传一经，或二经、三经同病，名曰合病。或二、三经同病，其后归并一经者，名曰并病。论中合并，未及阴经，然阴阳合并，六经篇中已著。如太阳病脉反沉，少阴病反发热，太少合病。阳明病脉迟，太阴病大实痛，太阴阳明。少阳脉细而厥，厥阴呕而发热，厥少合并。又如发热而利，阴阳合病②。

读者于六经详审之，自得。

太阳与阳明合病者，必自下利，葛根汤主之。

---

① 井然：整齐、有条理貌。

② 吴子……合病：语出《医宗金鉴·伤寒论注·辨合病并病脉证并治篇》。

太阳与阳明合病，不下利，但呕者，葛根加半夏汤主之。

葛根汤方

葛根四两　麻黄去节　生姜切，各三两　桂枝　芍药　甘草各二两　大枣十二枚，擘

上七味，㕮咀，以水一斗，先煮麻黄、葛根，减二升，去沫，内诸药，煮取三升，温服一升，覆取微似汗，不须啜粥。余如桂枝法将息及禁忌。

葛根加半夏汤方

于葛根汤方内，加半夏半升，余依葛根汤法。方内独不及下利者，表解，里自和也。

太阳与阳明合病，喘而胸满者，不可下，宜麻黄汤。两阳病，专解太阳者，开大门，诸贼悉逐出矣。

文按：圣人以麻桂开大门，市医以香窜开心窍，奇哉！

太阳与少阳合病，自下利者，与黄芩汤。若呕者，黄芩加半夏生姜汤主之。

黄芩汤方

黄芩三两　甘草炙　芍药各二两　大枣十二枚，擘

上四味，以水一斗，煮取三升，去渣，温服一升，日再服，夜一服。

黄芩加半夏生姜汤方

于黄芩汤方内，加半夏半升，生姜三两，余依黄芩汤法。

少阳病而独不用柴胡者，愿后圣细思之。

阳明、少阳合病，必下利。其脉不负者为顺也，负者失也。互相克贼，名为负也。脉滑而数者，有宿食也，当下之，宜大承气汤。

合病治法，只要审病之欲向何经求出路，专治一经，一经解而诸

经悉愈。

三阳合病，脉浮大弦关上，但欲眠睡，目合则汗。

三阳合病，腹满身重，难以转侧，口不仁，面垢，谵语，遗尿。发汗则谵语。下之则额上生汗，手足逆冷。若自汗出者，白虎汤主之。“若”字宜细玩。自汗出则太少已罢，方可专清阳明矣。三阳病可与阳明中风条内合参诸法治。

二阳并病，太阳初得病时，发其汗，汗先出不彻，汗要他自己出，若硬覆出来的无用。因转属阳明，续自汗出，不恶寒。若太阳证不罢者，不可下，下之为逆，如此，可小宜玩发汗。设面色缘缘正赤者，阳气怫郁在表，当解之以汗，余用葱豉汤。若发汗不彻，不足言，阳气怫郁不得越，当汗不汗，言病至此，理应汗出，因虚而出不出汗。其人躁烦，邪不因汗，终无出路，故烦。不知痛处，乍在腹中，乍在四肢，按之不可得，其人短气，但坐，以汗出不彻故也。先出汗，虚了正气之故也。更发汗则愈。余用小建中、黄芪建中托出之。以下文脉涩，故宜补“若心下痞鞕，不利，宜大柴胡攻”，各分虚实。何以知汗出不彻？以脉涩故知也。此并入太阳而解，虚证也。

二阳并病，太阳证罢，但发潮热，手足漐漐汗出，大便难而谵语者，下之则愈，宜大承气汤。此并入阳明，实证也。

太阳与少阳并病，头项强痛，或眩冒，时如结胸，心下痞鞕者，当刺大椎第一间、肺俞，背脊骨第一椎，名大椎，刺五分，留三呼，泄五吸。第三椎下面两旁相去寸半，名肺俞，两穴刺三分，肝俞，在九椎下两傍相去一半，名肝俞，两穴刺三分，留六呼。十毫为一呼。病至此，攻之不可，达之不及，药不至焉。文不知针刺，每令人刮痧，或姜擦，贴热膏药。慎不可发汗。发汗则谵语。脉弦，五六日谵语不止，当刺期门。

太阳、少阳并病，心下鞕，颈项强而眩者，当刺大椎，肺俞，肝俞，慎勿下之。

太阳、少阳并病，而反下之，成结胸，心下鞕，下利不止，水浆不下，其人心烦。死，余用葱熨心下，服桂枝人参汤，加五谷虫。

辨差后劳复食复阴阳易病脉并治篇

吴子曰：伤寒百病，起居作劳，因而复病，谓劳复。强食多食，谓食复。男女交媾，谓房劳复。男女交接，男传不病之女而女病，女传不病之男而男病，谓阴阳易。盖人病新差，余邪留于脏腑，故犯之，即易也。①

文按：人大病新差，男子偶尔失精，女子经至，皆余邪尽出之大吉兆也，切勿惊怪。慎风寒、禁生冷等，七日，勿服药。市医贪生意，弄假成真。

大病差后，劳复者，枳实栀子豉汤主之。若有宿食者，加大黄，如博棋子五六枚。

枳实栀子豉汤方

枳实三枚，炙　栀子十四枚，擘　豉一升，绵裹

上三味，以清浆水七升，米煮二、三沸，急倾冷水内，掏之，去米，澄清，煎药。空煮取四升，内枳实、栀子，煮取二升。下豉，更煮五六沸，去渣，温分再服，覆令微似汗。

宿食，余用母舅吴晴川公讳洪方。每年元旦日起，四季人食之点心、饭菜、小吃、水果、一应杂食荤素，每食必先留出少许，或晒，或炙之，令干，收大坛，盖好。若霉变，火上炒之。积之年下，置锅内，烧灰存性，研末。每服三钱，开水化，匀三次服。凡百宿食、多

---

①　吴子曰……即易也：语出《医宗金鉴·伤寒论注·辨差后劳复阴阳易病脉证并治篇》。

食、小儿疳膨及腹痛、痢疾，诚救苦仙丹。今药店窃之卖，名曰“饭灰”，专用焦饭末，加香燥破气药渣，故不效。

伤寒差已后，更发热，小柴胡汤主之。脉浮者，以汗解之。桂枝、小建中等汤。脉沉实者，以下解之。调胃、大柴胡等方。

谚云：“生病不死，还病死。”此指市医遏邪内伏者言也。复病何尝有死证哉？

大病差后，从腰以下有水气者，牡蛎泽泻散主之。

牡蛎泽泻散方

牡蛎熬　泽泻　栝楼根　蜀漆暖水洗去腥　商陆根有大毒熬　海藻洗去咸　苦葶苈有毒各等分

上七味，异捣，下筛为散，更入臼中治之。白饮和服方寸匕，用毒攻，宜少少。日三服。缓服。小便利，止后服。不必尽剂。

大病差后，喜唾，泛清水也。久不了了，胸上有寒，当以丸药温之，宜理中丸。

伤寒解后，虚羸，瘦弱也。少气，无力也。气逆欲吐，胃有余热，焇烁津液。竹叶石膏汤主之。

市医单用竹、石，又杂以苦寒多品，托名古方，舍参、夏、甘、米不用，大伤脾胃，宜服之不进食，骨立。

竹叶石膏汤方

竹叶二把　石膏一斤　半夏半升，洗　人参二两　甘草二两，炙　粳米半升　麦冬去心一升

上七味，以水一斗，煮取六升，去滓。内粳米，煮米熟，汤成，去米，温服一升，日三服。此方勿加减。

病人脉已解而日暮微烦，以病新差，人强与谷，脾胃气尚弱，不能消谷，故令微烦，损谷则愈。

伤寒，阴阳易之为病，其人身体重，少气，少腹里急，或引阴中拘挛，热上冲胸，头重不欲举，眼中生花，膝胫拘急者，烧裩①散主之。

烧裩散方

妇人中裩裤子前后裆布。近隐处，取烧作灰。

上一味，水服方寸匕，日三服，小便即利，阴头微肿，此为愈矣。妇人病，取男子裩烧服。市医代以雄鼠粪，不效。

烧裩散加防风、茯苓、生牛膝、泽泻末，治初染杨梅结毒，及闽、广大麻疯②。久服，勤于刮洗，一月全愈，神方也！

辨坏病脉证并治篇

吴子曰：坏病者，谓不当汗、吐、下而误汗、吐、下，或当汗、吐、下而用药过分，用不如法。又若温针，火熏，火熨，火灸，火劫，汗多亡阳，下甚虚中，下早陷中，极吐烦乱，皆施治失宜，因循不治，成坏病也③。

文按：古之坏病，显而易见，故仲景又有救法。若今市医做生意诀，咳嗽用贝、杏、前、桑，胸满用乌、沉、香附，幼科用硃、麝、菖蒲，痈疽用芩、连、栀、翘，中风用清心、活络，水肿用五皮刺水。眼前称快，受毒渐深，成千奇百怪诸痨瘵。类皆三吴④前百年名市医留下发财秘要，无法可救，求病家鉴诸。

---

① 裩（kūn 昆）：古同“裈”。

② 大麻疯：即“麻风”。由麻风杆菌引起的一种慢性传染病，主要病变在皮肤和周围神经。临床表现为麻木性皮肤损害，神经粗大，严重者甚至肢端残废。

③ 吴子……坏病也：语出《医宗金鉴·伤寒论注·辨坏病脉证并治篇》。

④ 三吴：古地域名，即吴郡、吴兴郡、会稽郡等三郡辖地。

太阳病三日，已发汗，若吐、若下、若温针，仍不解者，此为坏病，桂枝不中与也。观其脉证，知犯何逆，随证治之。

本太阳病不解，转入少阳者，胁下鞕满，干呕，不能食，往来寒热，尚未吐下，脉沉弦者，与小柴胡汤。若已吐、下、发汗、温针，谵语，柴胡汤证罢，此为坏病。知犯何逆，以法治之。

太阳病中风，以火劫发汗，邪风被火热，血气流溢，失其常度。两阳熏灼，其身发黄。阳盛则欲衄，阴虚则小便难。阴阳俱虚竭，身体则枯燥。但头汗出，齐颈而还，腹满微喘，口干咽烂，或不大便，久则谵语，甚者至哕，手足躁扰，捻衣摸床。小便利者，言尚有小便者，其人可治。似宜猪苓汤，桂枝汤，桂枝加大黄汤，切勿苦寒遏之。

太阳病，医发汗，遂发热恶寒，因复下之，心下痞，表里俱虚，阴阳气并竭，无阳则阴独，复加烧针，因胸烦，面色青黄，肤瞤者，难治。今色微黄，手足温者，易治。似宜桂枝人参汤，加制附子。

伤寒，脉浮，自汗出，小便数，心烦，微恶寒，脚挛急，反与桂枝汤，当是麻黄，姑仍之。欲攻其表，此误也。得之便厥，咽中干，烦躁，吐逆者，作甘草干姜汤与之，以复其阳。若厥愈足温者，更作芍药甘草汤与之，其脚即伸。若胃气不和，谵语者，少与调胃承气汤。“少”字宜玩，服法之妙，愿后圣细思之。若重发汗，复加烧针者，四逆汤主之。

问曰：证象阳旦，按法治之而增剧，厥逆，咽中干，两胫拘急而谵语，师言夜半手足当温，两脚当伸。后如师言。何以知此？答曰：寸口脉浮而大，浮为风，大为虚，风则生微热，虚则两胫挛，病形象桂枝，病似桂枝加附子证脉也。因加附子参其间，增桂令汗出。附子温经，亡阳故也。此阳旦正治，若已被误汗而见。厥逆，咽中干，烦躁，阳明内结，评语，烦乱。且不必顾五者似阳证而厥逆一证明是亡阳，子则。更饮甘草干姜汤。先救他阳。夜半阳气还，两足当热，胫尚微拘急，重与芍药甘草汤，尔乃胫伸，以承气汤微溏。言救逆大纲，当先复阴阳。正气复，然后微达其邪也。则止其评语，故知病可愈。

此申言"观其脉证，随证治之"之大旨。举一反三，启惠后人，救逆无限法门。

文制回春丹，实法此。

甘草干姜汤方

甘草四两，炙　干姜二两，炮姜，惟此处用炮者，去辛散之性，得甘草专一守中，扶脾阳。

上二味，以水三升，煮取一升五合，去渣，分温再服。

芍药甘草汤方

芍药　甘草炙，各四两

上二味，以水三升，煮取一升五合，去滓，分温再服。

此下后人讹造，桂枝汤内加黄芩，名阳旦。加干姜，名阴旦。二方于法不合，今删之不读。

伤寒，吐下后，发汗，虚烦，脉甚微①，眩冒，经脉动惕者，久而成痿。四肢软弱不用，后方主之。

伤寒六七日，大下后，寸脉沉而迟，手足厥逆，下部脉不至，咽喉不利，唾脓血，泄利不止者，为难治，麻黄升麻汤

① 脉甚微：《金鉴》下有"八九日心下痞鞕，胁下痛，气上冲咽喉"。

主之。

麻黄升麻汤方

麻黄二两半，去节　升麻　当归各一两一分　知母　黄芩　葳蕤一名玉烛，治痿主药各十八铢　石膏碎，绵裹　白术　干姜　芍药　天冬去心　桂枝　茯苓　甘草各六铢

上十四味，以水一斗，先煮麻黄一二沸，去上沫，内诸药，煮取三升，去渣，分温三服。相去如炊三升米顷，令尽。汗出愈。言自汗出，药性到了。

文按：阴阳错杂，故以麻、桂、姜加升，提阳外出达表；冬、芍、甘、苓缓中；石、知清热；术建中焦。夫而后重用葳蕤调和。久服之，痿有不愈者乎？此方随证加减用。

伤寒八九日，下之，胸满烦惊，下伤胃土，胆木乘之，小儿脾胃未强，尤多此证。小便不利，谵语，一身尽重，不可转侧者，柴胡加龙骨牡蛎汤主之。

柴胡加龙骨牡蛎汤方

柴胡四两　大黄二两　半夏二合①，洗　大枣二枚②，擘　龙骨③　牡蛎　人参　茯苓　铅丹无丹，以真金饰代之　桂枝　生姜各一两半

上十一味，以水八升，煮取四升，去渣，内大黄，切如棋子，更煮一二沸，去渣。因下而惊，妙在又用大黄。然用法之神，求读者自思。温服一升。

张璐曰：少阳里证，注家误作心病④。

---

① 二合：《仲景全书》作“二合半”。

② 二枚：《仲景全书》作“六枚”。

③ 龙骨：《仲景全书》下有“黄芩”。

④ 少阳里证……作心病：语出《医宗金鉴·伤寒论注·辨坏病脉证并治篇》吴谦引张璐注文。

文按：市医亦作心病，而朱砂、麝香、犀角辈，吃得人不死必呆。小儿惨遭大毒尤多。呜呼伤哉！痛哉！

文按：手足牵引，有热，乃痉也。此条真惊病，大小悉主此方。

汗家重发汗，必恍惚心乱，小便已，阴痛[①]，五字似衍文。似宜真武汤加桂圆、阿胶。

衄家，言素有鼻红失血等证者。不可发汗，汗出必额上陷脉紧急，目直视，不能眴，不得眠。陷脉，额角青筋也，无病陷下不见。紧急，硬直兴起也。

亡血家，不可发汗，发汗则寒栗而振。

咽喉干燥者，不可发汗。

淋家，不可发汗，发汗则便血。尿血也。

疮家，虽身疼痛，不可发汗，发汗则痉。

太阳伤寒者，加温针必惊也。烧针令其汗，针处被寒，核起而赤者，必发奔豚。气从少腹上冲心者，先灸核上各一壮，与桂枝加桂汤，更加桂。

桂枝加桂汤方

于桂枝汤方内，更加桂二两，成五两，余依桂枝汤法。

太阳病，以火熏之，不得汗，其人必躁。到经不解，必圊血，名为火邪。仍宜桂枝汤，多饮开水，微汗立解，慎勿专用苦寒也。

脉浮，热甚，反灸之，此为实。实以虚治，为逆。因火而动，故咽燥而吐血。

微数之脉，甚不可灸。因火为邪，则为烦逆，追虚逐实。血散脉中，火气虽微，内攻有力，焦骨伤筋，血难复也。

---

① 阴痛：《仲景全书》、《金鉴》下有“与禹余粮丸”。

荣气微者，加烧针，则血留不行，更发热而躁烦也。

二条起下条“痹”字。

脉浮，宜以汗解。用火灸之，邪无从出，因火而盛，邪因火而反甚。病从腰以下必重而痹，名火逆也。仍宜桂枝汤加丹皮、炒黑黄芩。

形作伤寒，其脉不弦紧而数①，数者必渴，被火者必评语。数者，发热。脉浮，解之当汗出愈。

总结火逆诸条，出治法不出方者，宜随证治也。

伤寒，脉浮，医以火逼劫之，亡阳，必惊狂，起卧不安者，桂枝去芍药加蜀漆龙骨牡蛎救逆汤主之。

桂枝去芍药加蜀漆龙骨牡蛎救逆汤方

桂枝　生姜切　蜀漆洗、去脚②，各三两　甘草二两，炙　龙骨四两　牡蛎五两，熬　大枣十二枚，擘

上为末七味。“为末”当是“七味”。以水一斗二升，先煮蜀漆，减二升，内诸药，煮取三升，去渣，温服。

火逆下之，因烧针烦躁者，桂枝甘草龙骨牡蛎汤主之。

桂枝甘草龙骨牡蛎汤方

桂枝一两　甘草炙　龙骨　牡蛎熬，各二两

上四味，为末，衍文。以水五升，煮取二升半，去渣，温服八合，日三服。

以上火逆各条，出方不离姜、桂，甘温引火外出，无后患。叩求市医勿用知、柏、犀、羚、珠，苦寒杀人。

余母舅吴晴川公讳洪，治火伤人，急饮人尿要热者，桶内冷尿对

---

① 数：《仲景全书》作“弱”，下文“数”同。《金鉴》吴谦注作“数”。

② 去脚：《仲景全书》作“去腥”。

开水温之，灌下二三碗，火毒由小便出，十有十生。其外皮火泡，火伤处用旧棉絮潠热油，轻轻揩刷之。有烂者，敷油拌甘草末，十四日全愈，且无疤痕。市医用珠粉、花粉、雪水等，外敷黄柏、秋葵一派，清水调敷，火毒陷内，十有十死。求救火水龙人，记余母舅方也。

病在阳，应以汗解之，反以冷水潠之若灌之，其热被却，不得去，弥更益烦，肉上粟起，意欲饮水，反不渴者，服文蛤散。若不差者，与五苓散。身热，皮粟不解，欲引衣自覆者，若水以潠之，洗之，益令热被却不得出，当汗而不汗则烦。言当以汤药汗之，水潠则为逆。假令有阙文。汗已出，腹中痛，与芍药三两如上法。

文蛤散方

文蛤吴子云：五倍子也。

上一味为散，沸汤和一钱匕服，今分许。汤用五合。

原错简在太阳上篇之末。上诸条论火逆，此论水潠，皆成坏病，故订于此。

辨伏气温病脉证并治篇

此条吴子论，不读未录。

师曰：伏气之病，以意候之，言以意度天时之寒暖失常，不必拘定《内经》“冬伤于寒，春必病温”之说也。今月之内，欲有伏气，月月可发，不拘时也。假令必有阙文。旧有伏气素有痼病，当须脉之。仲景只凭脉，不泥时令也。若脉微弱者，是伏气由少阴经发陈之脉也。当喉中痛，似伤，非喉痹也。病人云：实咽中痛。虽尔，今复欲下利。

偶举少阴一证，凡伏气之虚者，可类推矣。治寓《少阴篇》中，故此不赘方，非略也。

太阳病，发热而渴，不恶寒者，为温病。是伏气由阳明腑病而发之证也。偶举阳明一证，凡伏气之实者，可类推矣。治寓《阳明篇》，故不复赘。**发汗已，身灼热者，名风温。**伤寒汗出身凉，温病汗出身灼。**风温为病，脉阴阳俱浮，自汗出，身重，多眠睡，鼻息必鼾，语言难出。若被下者，小便不利，直视失溲。若被火者，微发黄色，剧则如惊痫，时瘈疭，**今名搐搦。**若火熏之。一逆尚引日，再逆促命期。**

言不可妄治，当按三阴三阳六经求治。

文按：伏气虚，当温经，桂枝汤加参，勿因咽痛忌姜、桂。或用余白芷方①。风温实，当辛散，大青龙汤加减，二证均由内而出。余不管虚实，单煎姜枣汤悦脾，脾旺，无论实热、风湿、痰食，均可自达而出。但见口疮、舌碎者，加倍姜枣，时时服，并出头汗，脚挛汗，百病全去。叩求病人相信我。又求市医勿以《温热赘言》《温热条辨》并河间、丹溪诸讹诀指驳我，非笑我，阻挠我，遗误我普天中外亿万世生灵也，叩嘱！

辨痉湿暍病脉证并治篇

《金匮》所载大同小异，今汇入，免重出，且省刊资。

吴子论未读，不录。

太阳病，痉、湿、暍，此三种，宜应别论，以为与伤寒相似，故此见之。

病者身热，足寒，颈项强急，恶寒，时头热，面赤，目脉赤，独头动摇，卒口噤，背反张者，痉病也。

---

① 白芷方：白芷二钱，连翘壳、生甘草、食盐各一钱，泽泻三钱，煎服二、三剂。可治疗乳蛾。

夫痉脉，按之紧如弦，直上下行。《脉经》云："痉家，其脉伏坚，直上下。"

太阳病，发热，无汗，反恶寒者，名曰刚痉。

太阳病，发热，汗出，而不恶寒，名曰柔痉。

太阳病，无汗而小便反少，气上冲胸，口噤不能语，欲作刚痉，葛根汤主之。

太阳病，项背强几几，音殊。小鸟求食状。无汗，恶风，葛根汤主之。

太阳病，项背强几几，反汗出恶风者，桂枝加葛根汤主之。

桂枝加葛根汤方

于桂枝汤内，加葛根三两，余依桂枝汤法。

太阳病，其证备，身体强几几然，脉反沉迟，此为痉，栝蒌桂枝汤主之。

栝楼桂枝汤方

栝蒌根　甘草各二两　桂枝　芍药　生姜各三两　大枣十二枚

上六味，以水九升，煮取三升，分温三服，取微汗。汗不出，食顷，啜热粥发之。

太阳病，发汗太多，因致痉。若发其汗者，寒湿相搏，其表益虚，即恶寒甚。发其汗已，其脉如蛇，为欲解。脉如故，反伏弦者，痉。

痉为病，胸满，口噤，卧不着席，脚挛急，必齘齿，可与大承气汤。曰"可与"，有斟酌之意。

夫风病，下之则痉，复发汗，必拘急。

太阳病，发热，脉沉而细者，名曰痉病，为难治。

疮家虽身疼痛，不可发汗，汗出则痉。

痉病有灸疮，难治。

痉，筋病也，血不荣筋居多。市医作惊风，果已奇，而又以“痉”作“痓”字者，又奇。产妇、小儿最多此证。

湿家之为病，一身尽疼，发热，身色如熏黄也。

湿家病，身上疼痛，发热，面黄而喘，头痛，鼻塞而烦，其脉大，自能饮食，腹中和无病，病在头中寒湿，故鼻塞，内药鼻中则愈。药，瓜蒂散也，余岳母周宜人①用南瓜蒂。

太阳病，关节疼痛而烦，脉沉而细者，此名湿痹。湿痹之候，其人小便不利，大便反快。但当利其小便。姜枣汤利小便速于瞿扁，人罕知之。

湿家身烦痛，可与麻黄加术汤发其汗为宜，慎不可以火攻之。

麻黄加术汤方

麻黄去节　桂枝　甘草炙，各二两②　白术四两　杏仁去皮尖，七十个

上五味，以水九升，先煮麻黄，减二升，去上沫，内诸药，煮取二升半，温服八合，日三服，覆取微似汗。

此方效如仙丹，但令人不敢服，余以姜枣汤代之。初服烦更甚，再三加倍服，微汗出，小便利，全愈。

湿家，其人但头汗出，背强，欲得被覆，向火。若下之早，则哕，胸满，小便不利。舌上如胎者，以丹田有热，胸中有寒，渴欲得水而不能饮，口燥烦也。宜甘草干姜汤。

湿家下之，额上汗出，微喘，小便利者，死。若下利不止

① 宜人：封建时代妇女因丈夫或子孙而得的一种封号。宋代政和年间始有此制。文官自朝奉大夫以上至朝议大夫，其母或妻封宜人；武官官阶相当者同。明清五品官妻、母封宜人。

② 二两：《仲景全书》、《金鉴》麻黄作“三两”。

者，亦死。

此下有“病者一身尽痛，发热，日晡所剧者，名风湿。此病伤于汗出当风，或久伤取冷所致也。可与麻黄杏仁薏苡甘草汤”，又“风湿，脉浮，身重，汗出恶风者，防己黄芪汤主之”二法、二方粗看之近似有理，细读之大谬不然，且方中分两制法、煎法均非汉时格式，虽方药有时用之小效，然据信为仲景方法则不敢也。文故阙疑而不读。

问曰：风湿相搏，一身尽疼痛，法当汗出而解。值天阴雨不止，医云此可发汗。汗之病不愈者，何也？答曰：发其汗，汗大出者，但风气去，湿气在，是故不愈也。若治风湿者，发其汗，但微微似欲汗出者，风湿俱去也。

伤寒八九日，风湿相搏，身体疼烦，不能自转利，不呕不渴，脉浮虚而涩者，桂枝附子汤主之。若其人大便鞕，小便自利者，去桂枝加白术汤主之。

桂枝附子汤方

桂枝四两　甘草二两，炙　生姜三两，切　附子三枚，炮，去皮，破八片　大枣十二枚，擘

上五味，以水六升，煮取二升，去滓，分温三服。

桂枝附子去桂枝加白术汤方

附子三枚，炮，去皮，破　白术四两　甘草二两，炙　生姜三两，切　大枣十二枚，擘

上五味，以水六升，煮取二升，去渣，分温三服。初一服，其人身如痹，半日许，复服之，三服都尽，其人如冒状，勿怪，攻邪外出，服药后必似加重，所谓“药不瞑眩，疾不瘳”也，若市医只图眼前称快。此以附子、术并走皮内，逐水气未得除，故使之耳。法当加桂四两。此本一方二法。以大便鞕，

小便自利，去桂也。以大便不鞕，小便不利，当加桂。桂枝坚大便，利小便，市医罕知。附子三枚恐多也，虚弱家及产妇宜减服之。

风湿相搏，骨节痛烦，掣痛，不得屈伸，近之则痛剧，汗出，短气，小便不利，恶风不欲去衣，或身微肿者，甘草附子汤主之。

甘草附子汤方

甘草炙　白术各二两　附子二枚，炮，去皮，破　桂枝四两

上四味，以水六升，煮取三升，去渣，温服一升，日三服。初服得微汗则解，能食。汗止，复烦者，服五合。恐一升多者，宜服六七合为妙。

白术附子汤方

白术二两　甘草一两，炙　生姜一两半，切　附子一枚，炮，去皮　大枣六枚，擘

上五味，以水三升，煮取一升，去渣，分温三服。此方《金匮》内汇入。

近有烂脚、脚肿、腿亦烂不能行步，名湿热下注。羌活三钱，防风一钱，泽泻、茯苓各四钱，连翘去心、生甘草各八分，食盐一钱，煎代茶，多多饮之，三服必愈。一世夏日勿赤脚，永不再发。又烂处，敷黄柏、甘草末，切忌贴膏药，包草叶，半月全愈。神方也。

太阳中热者，暍音谒。是也。今名暑气。其人汗出，恶寒，身热而渴，白虎加人参汤主之。

若不渴，名阴暑，只宜姜、桂、参、术。

太阳中暍者，发热，恶寒，身重而疼痛，其脉弦细芤迟。小便已，洒洒然毛耸，手足逆冷，小有劳身即热，口开，微喘之

状，前板齿燥。若发汗，则恶寒甚。加温针，则发热甚。数下之，则淋甚。

此条仲景不出方，疑有脱简，余用桂枝汤加藿梗、苓、术。

太阳中暍者，身热疼重，而脉微弱，此以夏月伤冷水，水行皮中所致也。一物瓜蒂汤主之。

一物瓜蒂汤方

瓜蒂二十个

上剉，以水一升，煮取五合，去渣，顿服。

李彣曰：瓜蒂治身面、四肢浮肿，散皮中水气，苦以泄之也①。

文按：自隆冬为正伤寒之论出，而夏秋恶寒发热，市医等概指为暑风、暑湿、伏暑，而六一、益元、三黄、石膏、红灵、玉枢，致夏日之伤寒、中风、风寒两伤，误治成坏病，死者岁以亿万计。仲圣"中暍脉证"简而明，叩求市医勿以夏秋感冒诸证混作中暍治也。

辨霍乱病脉证并治篇

吴子曰：霍乱者，因风寒暑热，饮食生冷之邪，杂糅交病，挥霍撩乱肠胃也。文以法制半夏钱许，生姜一片，煎一沸，去渣，凉之，用小瓦超②少少噙咽。初起急进，效如仙丹。若病过三个时辰者，稍难矣。半夏必法制者，取其有矾石味也③。

又转筋，用灶心土研少许，木瓜汤送下。

问曰：病有霍乱者何？答曰：呕吐而利，此名霍乱。

---

① 李彣曰瓜蒂……泄之也：语出《医宗金鉴·伤寒论注·辨霍乱病脉证并治篇》吴谦引李彣注文。李彣（wén 文）：清代康熙年间浙江名医，著有《金匮要略广注》。

② 超：同"抄"。

③ 吴子曰……有矾石味也：语出《医宗金鉴·伤寒论注·辨霍乱病脉证并治篇》。

问曰：病发热，头痛，身疼，恶寒，吐利者，此属何病？答曰：此名霍乱。自吐下，又利止，复更发热也。

此下原文有“伤寒，其脉微涩者。本是霍乱，今是伤寒，却四五日，至阴经上，转入阴必利。本呕下利者，不可治也。欲似大便，而反失气，仍不利者，此属阳明也，便必鞕，十三日愈。所以然者，经尽故也”。

文按：大约论涩脉，有霍乱之吐利，有伤寒入阴经亦呕利。但伤寒必四五日而见吐利，霍乱则先见也。又有脉涩，失气，反不利者，此胃中津液少故也，十三日津液还，自愈，不可治之。必《辨脉篇》中错简在此，文气残阙不顺，附录小字而不读。又一条“下利后当便鞕，鞕则能食者愈。今反不能食，到后经中颇能食，复过一经能食，过之一日当愈。不愈者，不属阳明也。”大约《阳明篇》中错简在此，文气亦不顺，附录而不读。

霍乱，头痛，发热，身疼痛，热多欲饮水者，切忌多饮水。五苓散主之。亦可煎，凉之，少少噙咽之。寒多不用水者，理中丸主之。

吐利止，而身痛不休者，当消息和解其外，宜桂枝汤小和之。不可吃粥，吃粥者死。

既吐且利，小便复利而大汗出，下利清谷，内寒外热，脉微欲绝者，四逆汤主之。

吐利，汗出，发热，恶寒，四肢拘急，用炖热烧酒、姜汁时拍两臂弯，及两膝弯。手足厥冷者，有说用红蓼花煎水熨者。四逆汤主之。脐上下用李氏葱熨法佳。

吐已下断，汗出而厥，四肢拘急不解，脉微欲绝者，通脉四逆加猪胆汁汤主之。余去胆，加人尿。

恶寒，脉微，而复利，利不止，亡阳①也，四逆加人参汤

① 利不止亡阳：《仲景全书》、《金鉴》作“利止亡血”。

主之。

四逆加人参汤方

于四逆汤内，加人参一两，余依四逆汤法。内中无气血了，人参复元气。余此方活人最多。

吐利发汗，有阙文，不成句。脉平，小烦者，以新虚不胜谷气故也。

霍乱后大忌吃白米粥、粉粥、糖粥，犯之复作者必死。只可用焦饭著，煮极烂，少吃些，间一二昼夜，乃照常饮食。

辨可汗病脉证篇

有人云：《可》《不可》均非仲景论者，细参精义，的①系圣人立言。

夫以为疾病至急，仓卒寻按，要者难得，故重集诸可与不可方治，比之三阴三阳篇中，此易见也。古人教人，由博返约，所以名教有真儒。今则曰“撮要”“摘要”“知要”，先生教我捷径，先生欺我无术也。三吴著作诸家有是哉？又时有不止是三阴三阳，出在诸《可》与《不可》中也。

大法，春夏宜发汗。

凡发汗，欲令手足俱周时②出，以漐漐然一时间许亦佳。不可令如水淋漓。若病不解，当重发汗。汗多者，必亡阳。阳虚，不得重发汗也。

凡服汤发汗，中病即止，不必尽剂也。

凡云可发汗，无汤者，丸散亦可用，要以汗出为解。然不如汤，随证良验。

---

① 的：确实。

② 周时：指一昼夜。

夫病，脉浮大，问病者，言但鞕耳。设利者，言下之。为大逆。鞕为实，汗出而解。何以故？脉浮当以汗解。

辨不可汗病脉证篇

脉濡而弱，弱反在关，濡反在巅，微反在上，涩反在下。微则阳气不足，涩则无血，阳气反微，中风汗出而反躁烦，涩则无血，厥而且寒，阳微发汗，躁不得眠。

言寸微关尺弱，总有外感只宜建中和营卫。若发汗，必亡阳也。

脉濡而弱，弱反在关，濡反在巅，弦反在上，微反在下。弦为阳运，微为阴寒，上实下虚，意欲得温。微弦为虚，不可发汗，发汗则寒栗，不能自还。

诸脉得数动微弱者，不可发汗。发汗则大便难，腹中干，胃燥津液伤，而烦，其形相像，根本异源。数动似可汗之像，而微弱则根本虚故也。

厥而文补“而”字。脉紧，阴脉单见紧，血虚也。不可发汗。发汗则声乱咽嘶，如马鸣也。舌萎，声不得前。急进李氏回春丹。

动气在右，不可发汗。发汗则衄血而渴，心苦烦，饮即吐水。

动气者，五脏不安其位，虚气也。初生小儿天灵盖、两乳傍有之，脏气不足，乃动。

文按：先后天不足之人。当扶正兼达邪，不可泥汗吐下三法治之也。下文仿此。

动气在左，不可发汗。发汗则头眩，汗不止，筋惕肉瞤。

动气在上，不可发汗。发汗则气上冲，正在心端。

动气在下，不可发汗。发汗则无汗，心中大烦，骨节苦痛，目晕恶寒，食则反吐，谷不得前。

咽中闭塞，不可发汗。发汗则吐血，强责少阴汗也。气微绝，手足厥冷，欲得蜷卧，不能自温。

咳者则剧，数吐涎沫，咽中必干，小便不利，心中饥烦，晬时而发，其形似疟，有寒无热，言一阵阵恶寒状也，虚而寒栗。此因咳吐亡津液之恶寒，非风伤营卫之恶寒。咳而发汗，蜷而苦满，亡阳入少阴。腹中复坚。

咳而小便利，若失小便者，不可发汗，汗出则四肢厥而逆，亡阳。

二条言素有咳嗽痰涎者，津液必亏，阳必虚，当慎重其发汗也。

脉濡而紧，濡则卫气微，紧则营中寒。阳微卫中风，发热而恶寒，营紧卫气冷，微呕心内烦。均假阳证也，脉濡紧之故，非浮紧也。濡，似沉而软也。医为有大热，解肌而发汗，亡阳虚烦躁。心下苦痞坚，表里俱虚竭。卒起而头眩，客热在皮肤，浮热在外。怅怏不得眠，不知胃气冷，紧寒在关元。真寒在内。余遇发热病，脉反软弱者，试以热物熨脐下。若喜熨者，又以手握两足胫。若不灼热者，假阳证也。李氏回春丹、葱熨法，二三服，汗出全愈。技巧无所施，汲水灌其身。客热因时罢，栗栗而振寒，重被而覆之，汗出而冒巅，阳上脱矣。体惕而又振，小便为微难，阴下竭矣，寒气因水发，清谷不容间，水浆不入。呕变反肠出，颠倒不得安，手足为微逆，身冷而内烦，迟欲从后救，三吴富绅，又信侫口市医，不准我早点用回春、葱熨、暖足三法。安可复追还。只有看其死而已矣。

文按：假阳证产妇最多。又夏月男女房劳，或伤生冷，亦多此证。求医小心！

此条原文错简在《不可下》篇，文订正于此。

诸逆发汗，病微者难差，剧者言乱，目眩者死。

原文下有“命将难全”四字，衍文也，今删之。

文按：古人汗药，姜、桂、麻、葛、柴。陶氏变其制，羌、防、葱、苏。后又以荆、萍等者。自三吴诸家出，更尚新奇，牛蒡、条芩、前胡，辛凉并进，发冷汗，二三十日不解。

麻黄、细辛人不敢服，以葱豉汤代之，颇佳。

辨可吐病脉证篇

大法，春宜吐。

凡用吐，汤中病便止，不必尽剂也。

病胸上诸实，胸中郁郁而痛，不能食，欲使人按之，而反有涎唾，下利日十余行，其脉反迟，寸口脉惟滑，此可吐之。吐之，利则止。以吐止利，余未用之。

病手足逆冷，脉乍结，以客气在胸中，心下满而烦，欲食不能食者。病在胸中，当吐之。

宿食在上脘者，当吐之。

此下不可吐，原文脱简。

辨可下病脉证篇

大法，秋宜下。

凡可下者，用汤胜丸散，中病便止，不必尽剂也。

下利，三部脉皆平，按之心下鞕者，急下之，宜大承气汤。

下利，脉迟而滑者，内实也，利未欲止，当下之，宜大承气汤。

迟以来去言，滑如按油润物，捉以不牢，以形言有余之象。注家言“迟滑不兼见，是以滑作数脉看了”，谬。

问曰：人病有宿食，何以别之？师曰：寸脉浮而大，按之反涩，尺中亦大而涩，故知有宿食。当下之，宜大承气汤。

滑、涩均主承气，何也？盖上言“滑”，下胃之有余。涩，因宿食阻，精气不流行，下气之不通。人宜于圣人若相矛盾处，深研究其精蕴也。

下利不欲食者，以有宿食故也，当下之，宜大承气汤。

程应旄曰：不欲食与不能食有别。①

文按：不欲食，胃中有物，下之愈。不能食，胃中无气，下之则死。

下利差，至其年月日时复发者，以病不尽故也，当下之，宜大承气汤。

下利，脉反滑，当有所去，下乃愈，宜大承气汤。

病腹中满痛者，此为实也，当下之，宜大承气汤。

伤寒后，脉沉，沉者，内实也，下之解，宜大承气汤。原文大柴胡，文与下条对调更正。

脉双弦而迟者，两关皆弦。必心下鞕，脉大而紧者，阳中有阴也，可下之，宜大柴胡汤。

辨不可下病脉证篇

脉濡而弱，弱反在关，濡反在巅，微反在上，涩反在下。微则阳气不足，涩则无血，阳气反微，中风汗出，而反躁烦。涩则无血，厥而且寒。阳微则不可下，下之则心下痞鞕。陷胸。

脉濡而弱，弱反在关，濡反在巅，弦反在上，微反在下。

---

① 不欲食与不能食有别：语出《医宗金鉴·伤寒论注·辨不可下病脉证并治篇》吴谦引程应旄注文。

弦为阳运，微为阴寒，上实下虚，意欲得温。微弦为虚，虚者不可下也。

脉濡而弱，弱反在关，濡反在巅，浮反在上，数反在下。浮为阳虚，数为无血，浮为虚，数生热。浮为虚，自汗出而恶寒。数为痛，振而寒栗。微弱在关，胸下为急，喘汗而不得呼吸，呼吸之中，痛在于胁，振寒相搏，形如疟状。医反下之，故令脉数发热，狂走见鬼，心下为痞，小便淋漓，少腹甚鞕，小便则尿血也。以上二条不甚可解，疑讹。

脉浮而大，浮为气实，大为血虚。血虚为无阴，孤阳独下阴部者，小便当赤而难，胞中当虚，今反小便利，而大汗出，法应卫家当微。今反更实，津液四射，营竭血尽，干烦而不得眠，血薄肉消而成暴液。医复以毒药攻其胃，此为重虚，客阳去有期，必下如污泥而死。

文中两“反”字宜玩，临证宜活泼参变。

伤寒，脉阴阳俱紧，恶寒，发热，则脉欲厥。厥者，脉初来大，渐渐小，更来渐大，是其候也。阴阳错杂。如此者，恶寒甚者，翕翕汗出，脉小之故。喉中痛。若热多者，目赤脉多，睛不慧。脉大见证。

文按：宜桂枝、建中、姜枣等汤，愈。

医复发之，咽中则伤，口伤烂赤，一误。若复下之，则两目闭，精不上乘，目帘下垂，睛必少光。寒多，宜四逆。便清谷。中寒，水谷不化。热多，便脓血。热陷营分，仍宜姜附温经，自愈。若熏之，则发身黄。若熨之，则咽中燥。若小便利者，可救之。只要有小便，救以李氏回春丹。若小便难者，为危殆。

伤寒，发热，口中勃勃气出，头痛，目黄，衄不可制，贪水者，必呕，恶水者厥。若下之，咽中生疮。假令手足温者，必下重便脓血。热陷营分，厥阴见证。头痛，目黄者，若下之，则目闭。贪水者，若下之，其脉必厥，其声嘤，咽喉塞。少阴见证。若发汗，则战栗，阴阳俱虚。恶水者，若下之，则里冷，不嗜食，大便完谷出。太阴见证。若发汗，则口中伤，舌上白胎，烦躁，脉数实，不大便六七日，后必便血。若发汗，则小便不原“自”字。利也。

此条文气不顺，有阙文，并疑是讹文。

伤寒，头痛，翕翕发热，形象中风，常微汗出，自呕者，下之益烦，心懊侬如饥，发汗则致痉，身强难以屈伸。熏之则发黄，不得小便。灸则发咳唾。原在《不可汗》篇，文订正之。

微则为咳，咳则吐涎，下之则咳止，而利因不休，利不休，则胸中如虫啮，粥入则出，小便不利，两胁拘急，喘息为难，颈背相引，臂则不仁，极寒反汗出，身冷若冰，眼睛不慧，语言不休，而谷气多入，此为除中。口虽欲言，舌不得前。舌头大了必死。

此条大约言咳家下之，重伤津液，必死也。

脉数者，久数不止。止则邪结，正气不能复，正气却结于脏，故邪气浮之与皮毛相得。脉数者不可下，下之必烦，利不止。上六句似衍文，后人注脚误写入经文中。

脉浮大，应发汗，医反下之，此为大逆。

动气在右，不可下。下之则津液内竭，咽燥鼻干，头眩心悸也。

动气在左，不可下。下之则腹内拘急，食不下，动气更剧，虽有身热，卧则欲蜷。

动气在上，不可下。下之则掌握热烦，身上浮冷，热汗自泄，欲得水自灌。

动气在下，不可下。下之则腹胀满，卒起头眩，食则下清谷，心下痞也。

咽中闭塞，不可下。下之则上轻下重，水浆不下，卧则欲蜷，身急痛，下利日数十行。

诸外实者，表实也。不可下。下之则发微热，亡脉厥者，当脐握热。热陷于中，四肢厥，而胸腹苦热。

太阳病，有外证未解，不可下，下之为逆。

病欲吐者，不可下。

呕多，虽有阳明证，不可攻之。

夫病阳多者热，下之则鞕，有阙文。言表甚误下，心下痞鞕也。

无阳阴强，大便鞕者，下之必清谷腹满。言阴结，大便亦鞕，误下必致逆。

伤寒，发热，头痛，微汗出，发汗则不识人。熏之则喘，不得小便，心腹满。下之则短气，小便难，头痛背强。加温针则衄。

下利脉大者，虚也，以强下之故也。设脉浮革，因尔肠鸣者，属当归四逆汤。此处偶举一方。大凡误下，四逆主之，抑或后人添设，然于理甚合，今仍之，求后圣再悉心裁夺。

文按：市医恐遭误汗之名，舍古麻、桂、青龙，而用荆、防、苹、蒡。恐遭误下之谤，舍古三承气等，而用凉膈、四磨。岂知古法误汗，有真武、芍附、桂加附诸方可救。误下，有理中、四逆、桂枝人参诸汤可解。若市医磨①枳实、浮苹，变古乱法，吃得男妇

① 磨：纠缠。

老小肛门突出、魄汗不收，男子足浮，女人面肿，小儿骨立者，束手待毙而已。求富绅勿以及身并父母儿孙，嫉古法，以性命试市医药术也。

缵文叩嘱。

平脉法

吴子曰：平脉者，平人不病之脉也，如四时平脉，五脏平脉，阴阳同等之类也。人病，则脉不得其平矣。如四时太过不及，阴阳脏腑相乘相侮，百病相错之类也。平者，又“准”之谓也，言诊者能以诸平脉准诸不平之脉。凡则太过不及之差，呼吸尺寸之乖，莫不了了然于心手之间。然后可以伤寒之脉准诸坏病，亦可以诸坏病之脉准之伤寒矣①。

问曰：脉有三部，阴阳相乘，营卫血气，在人体躬。呼吸出入，上下于中，因息游布，津液流通。随时动作，效象形容，春弦秋浮，冬沉夏洪。察色观脉，大小不同，一时之间，变无经常。尺寸参差，或短或长，上下乖错，或存或亡。病辄改易，进退低昂，心迷意惑，动失纪纲。愿为具陈，令得分明。师曰：子之所问，道之根源。脉有三部，尺寸及关。关乃尺寸来去交接之际，独居虚位。见象，病虽小，难医。见坏象，无病亦死。营卫流行，不失衡铨。肾沉心洪，肺浮肝弦，此自经常，不失铢分②。言此乃脏气自然之常道，无少差异。出入升降，漏刻③周旋，水下二刻，一周循环。当复寸口，虚实见

① 吴子曰平脉者……伤寒矣：语出《医宗金鉴·伤寒论注·平脉法篇》。

② 铢分：指微小的事物。

③ 漏刻：古计时器，即漏壶。因漏壶的箭上刻符号表时间，故称。

焉，变化相乘，阴阳相干。风则浮虚，寒则牢坚，沉潜水滀[①]，支饮急弦。动则为痛，数则热烦，设有不应，知变所缘。证脉不合，求其缘故。三部不同，病名异端，太过可怪，不及亦然。邪不空见，终必有奸，审察表里，三焦别焉。知其所舍，消息诊看，料度脏腑，独见若神。为子条记，传与贤人。

诊脉，论其常谁不知之，应变而知其舍乃为神。

师曰：呼吸者，脉之头也。呼，阳之至。吸，阴之至。一呼一吸，阴阳之来头也。初持脉，来疾去迟，此出疾入迟，名曰内虚外实也。来指寸，气出先见于寸。去指尺，气入必由于尺。出疾入迟，言寸浮数，尺弱涩，故名。初持脉，来迟去疾，此出迟入疾，名曰内实外虚也。

假令脉来微去大，故名反，病在里也。寸微尺大，阴盛于阳，于理悖，故名反。脉来大去小，故名覆，病在表也。寸大尺小，阴阳来复，于理顺，故名覆。合也。上微头小者，则汗出，汗出为阳微，寸脉弱。下微本大者，则为关格不通，不得尿。头无汗者，可治，有汗者死。阳上脱。

寸口，大指鱼际肉上一寸，乃诸脉总朝于此，故曰寸口。卫气盛，名曰高。营气盛，名曰章。高章相搏，并见也。名曰纲。太过者，不得其平。卫气弱，名曰惵。营气弱，名曰卑。惵卑相搏，名曰损。不及者，不得其平。卫气和，名曰缓。营气和，名曰迟。迟缓相搏，名曰强。平脉也。

寸口，三部总会而言，非寸脉也。脉缓而迟，缓则阳气长，其色鲜，其颜光，其声商，毛发长，迟则阴气盛，骨髓生，血

---

① 滀（chù 畜）：积聚。

满，肌肉紧，阴阳相抱，营卫俱行，刚柔相得，名曰强也。

师曰：脉，肥人责浮，瘦人责沉。肥人当沉今反浮，瘦人当浮今反沉，故责之。责，求其何以故也。肥人肉厚，脉难见。瘦人肉薄，脉当易得故也。

问曰：经说脉有三菽六菽重者，何谓也？师曰：脉人以指按之，如三菽之重者，肺气也。如六菽之重者，心气也。如九菽之重者，脾气也。如十二菽重者，肝气也。按之至骨者，肾气也。上以寸关尺三部位，分配脏腑。兹以浮中沉三候，分候五脏。假令下利，试举一端言之。寸口、关上、尺中，悉不见脉，然尺中时一小见，脉再举头者，肾气也。两动，合阴阳二气，脉尚有根，病可治。若见损脉来至，来去也。为难治。今之虚损诸痨脉也。

寸口脉浮为在表，沉为在里，数为在腑，迟为在脏。假令脉迟，此为在脏也。凡病似可汗下而尺中迟者，只宜建中汤。

阳脉浮大而濡，阴脉浮大而濡，阴脉与阳脉同等者，名曰缓也。李士材云：不大不小，不疾不徐，意思欣欣悠悠扬扬，胃气脉也①。

问曰：东方肝脉，其形何似？师曰：肝者，木也，名厥阴，其脉微弦濡弱而长，是肝脉也。肝病自得濡弱者，愈也。假令得纯弦脉者，死。何以知之？以其脉如弦直，今名真脏脉见，言本脏之真相毕现，绝无胃气涵养。下文余脏仿此。此是肝脏伤，故知死也。

问曰：二月得毛浮脉，何以处言至秋当死？师曰：二月之时，脉当濡弱，反得毛浮者，故知至秋死。二月肝用事，肝脉

---

① 李士材曰不大……胃气脉也：语出吴谦引李士材引文。

属木，脉应濡弱，反得毛浮者，是肺脉也。肺属金，金来克木，故知至秋死。他皆仿此。肝旺时，肺且乘之，至秋金旺，岂能任其克贼哉？

南方心火，其形何似？师曰：心者，火也，名少阴，其脉洪大而长，是心脉也。心病自得洪大者，愈也。立夏得洪大脉，是其本位。其人病，身体若疼重者，须发其汗。若明日身不疼不重者，不须发汗。若汗濈濈自出者，明日便解矣。何以言之？立夏得洪大脉，是其时脉，故使然也。四时仿此。

西方肺脉，其形何似？师曰：肺者，金也，名太阴，其脉毛浮也。肺病自得此脉，若得缓迟者皆愈，若得数者则剧。何以知之？数者，南方火，火克西方金，法当痈肿，为难治也。北方肾缺。

问曰：翕奄奄，与也。沉，名曰滑，何谓也？师曰：沉为纯阴，翕为正阳，阴阳和合，故令脉滑，关尺自平。阳明脉微沉，食饮自可。少阴脉微滑①，其人必股内汗出，阴下湿也。滑，有余之象，见于少阴，知为水气畜。

问曰：脉有相乘，有纵，有横，有逆，有顺，何谓也？方氏有执曰：乘，如舟车之乘。纵，直也。横，纵之对。顺，从也。逆，顺之反②。文按：乘僭③易其位也，如寸应浮，反得沉，是阴乘阳位。尺应沉，反得浮，是阳入于里。师曰：水行乘火，克贼死气。金行乘木，名曰纵。于脉两寸沉迟，或左寸独陷下，余可类推。水

① 微滑：《仲景全书》下有“滑者，紧之浮名也，此为阴实”，《金鉴》吴谦注改。

② 方氏有执曰……顺之反：语出《医宗金鉴·伤寒论注·平脉法篇》吴谦引方有执引文。

③ 僭（jiàn 见）：超越本分。

行乘金，火行乘木，名曰逆。子盗母气，为虚邪。火行乘水，如尺浮数，木行乘金，名曰横。侮其所不胜，为微邪。金行乘水，木行乘火，名曰顺也。子母相生，为实邪。

问曰：何以知乘腑？何以知乘脏？师曰：诸阳浮数为乘腑，诸阴迟涩为乘脏也。

腑阳脏阴，浮数阳脉，迟涩阴脉。

问曰：濡弱何以反适十一头？师曰：五脏六腑相乘，故令十一。

五六、十一，人脉只有十一经。濡弱，乃胃气也，十一经共禀之以生，故曰头。后人以心包络亦作一腑，凑成十二经，人变成七腑矣。千余年无人剖析，为之长叹。

文按：腑脏互相克贼，得胃土和缓，乃各得其平，所谓“首出庶物，万国咸宁①”。故推为头。

又濡弱非另有一经脉也，十一经脉中都有之。若无此脉，便是真脏脉见，必死。余故凡治病，首重姜枣汤保脾胃。市医不读书，故笑余无药料。

问曰：病有洒淅恶寒，而复发热者何？答曰：阴脉不足，阳往从之。阳脉不足，阴往乘之。曰：何谓阳不足？答曰：假令寸口脉微，名曰阳不足。阴气上入阳中，则洒淅恶寒也。曰：何谓阴不足？答曰：尺脉弱，名曰阴不足。阳气下陷于阴中，则发热也。

问曰：脉有阳结、阴结者，何以别之？答曰：其脉浮而数，能食，不大便者，此为实，名曰阳结也，期十七日当剧。其脉沉而迟，不能食，身体重，大便反鞕，名曰阴结也，期十四日

---

① 万国咸宁：语出《易传·乾》彖辞。即万方都得到了安宁，有“天下太平”之义。

当剧。

阳结宜攻下，阴结宜温补。误攻，死，宜余回春丹。

阳脉濡，阴脉弱者则血虚，血虚则筋急也。其脉弱者，营气微也。其脉浮濡而汗出如流珠者，卫气衰也。

脉蔼蔼如车盖者，名曰阳结也。

脉累累如循长竿者，名曰阴结也。

脉瞥瞥①如羹上肥者，阳气微也。

脉绵绵②如泻漆之绝者，亡其血也。

脉萦萦③如蜘蛛丝者，阳气衰也。

师曰：寸脉下不至关，为阳绝。尺脉上不至关，为阴绝。此皆不治，决死也。若计其余命生死之期，期以月节克之也。如肝病死于秋。

又未知何脏阴阳前绝。若阳气前绝，阴气后竭者，其人死身色必青。阴气前绝，阳气后竭者，其人死身色必赤，腋下温，心下热也。

师曰：脉病人不病，名曰行尸。以无王气，卒眩仆不识人者，短命则死。人病脉不病，名曰内虚。以无谷神，虽困无害。

又未知何脏先受其灾。若汗出发润，喘不休者，此为肺先绝也。

脉浮而洪，身汗如油，喘而不休，水浆不下，形体不仁，乍静乍乱，此为命绝也。

阳反独留，形体如烟熏，直视摇头者，此心绝也。

---

① 瞥瞥：形容闪烁不定，飘忽浮动的样子。

② 绵绵：微细，连续不断的样子。

③ 萦萦：缠绕貌。

唇吻反看，四肢漐习①者，此为肝绝也。

环口黧黑，柔汗发黄者，此为脾绝也。

溲便遗失，狂言，目反直视者，此为肾绝也。

五绝，若在伤寒时气，或医误等在三日内者，余以回春丹三法救之，间有活者，誓不欺人。

文独于富绅，决②不敢多言。

问曰：上工望而知之，中工问而知之，下工脉而知之，愿闻其说。望、闻、问、切为四诊，望知色，闻知声，问知病。又恐有不属实处，乃切诸于脉，故脉为下工。自以医为生涯发财术，侮弄富绅，乃以脉为上工，应酬多与脉案为中工，问病情为下工，靠此营生，不得不反古之道。师曰：病家人请云，病人苦发热，身体疼，病人自卧。师到诊其脉，沉而迟者，知其差也。何以知之？若表有病者，脉当浮大，今脉反沉迟，故知愈也。假令病人云腹内卒痛，病人自坐，师到脉之，浮而大者，知其差也。何以知之？若里有病者，脉当沉而细，今脉浮大，故知愈也。

师曰：病家人来请云，病人发热烦极。明日师到，病人向壁卧，此热已去也。设令脉自和处言已愈。文一进病人房内，凡病人动静及器用等，处处留心，望字要诀。假令向壁卧，闻师到，不惊起而盼视，若三言三止，脉之嚥唾者，此诈病也。假令脉自和处言此病大重，当须服吐下药，针灸数十百处乃愈，以诈治诈。近更有一言不发，以脉试医者，是名以身试法，愚哉。

---

① 漐习：指病人手足出汗颤抖。漐，出汗的样子。习，小鸟反复的试飞。

② 决：一定，必定。

师持脉，病人欠者，无病也。脉之呻者，病也。言迟者，风也。摇头言者，里痛也。行迟者，表强也。坐而伏者，短气也。坐而下一脚者，腰痛也。里实护腹，如怀卵物者，心痛也。

问曰：人恐怖者，其脉何状？师曰：脉形如循丝累累然，其面白，脱色也。

问曰：人愧者，其脉何类？师曰：脉浮，而面色乍白乍赤。

问曰：脉有灾怪，何谓也？师曰：假令人病，脉得太阳，与形证相应，因为作汤，比还送汤，如食顷，病人乃大吐，若下利，腹中痛，师曰我前来不见此证，今乃变异，是名灾怪。又问曰：何缘作此吐利？答曰：或有旧时服药今乃发作，故名灾怪耳。

问曰：人不饮，其脉何类？师曰：脉自涩，唇口干燥也。补。

辨脉法

吴子曰：辨者，别也。辨脉者，辨别诸脉之名也。法者，诸脉部位至数形状，相类相反，别之各有其法也。脉名者，如浮、沉、迟、数、滑、涩诸脉之名是也。部位者，如浮、中、沉、上、下之部位是也。至数者，如迟三至，数六至之至数是也。形状者，如滑、流、涩、滞之形状是也。相类者，如弦与紧，滑与动之类是也。相反者，如浮与沉，虚与实之反是也。皮肤取而得之谓之浮，筋骨取而得之谓之沉，此以脉之上下部位而得名也。是则凡脉因部位而得名，皆统乎浮沉矣。如浮而无力谓之濡，沉而无力谓之弱。浮而极有力谓之革，沉而极有力谓之牢。浮中沉俱有力，按之且大谓之实。浮中沉俱无力，按之且大谓之虚。浮中沉极无力，按之且小，似有似无谓之微。

浮中沉极无力，按之且大，涣散不散谓之散。浮沉有力，中取无力谓之芤。按之至骨，推寻始得谓之伏。此皆以部位兼形状相反而得名者也。一息三至谓之迟，一息六至谓之数，此以脉之至数而得名者也。是脉因至数而得名者，皆统乎迟数矣。如一息四至，谓之缓。一息七至，谓之疾。数时一止，谓之促。缓时一止，谓之结。至数不乖，动而中止不能自还，须臾复动谓之代。此以至数兼相类而得名者也。流利如珠谓之滑，进退艰难滞涩谓之涩，此以脉之形状而得名也。是脉因形状而得名者，皆统乎滑涩矣。如脉形粗大谓之大，脉形细小谓之小，来去迢迢谓之长，来去缩缩①谓之短，来盛去衰谓之洪。其形如豆，动摇不移谓之动。状类弓弦，按之端直且劲谓之弦。较弦则粗，按之左右弹指谓之紧。此以形状兼相类相反而得名者也。今以浮、沉、迟、数、滑、涩六脉别之以为纲，大、小、虚、实诸脉辨之以为目，务使阴阳标本，虚实寒热，心中有据，指下无差，庶心手相得，而辨证处方，自无错谬矣②。

文按：共二十九脉，吾夫子一生心力，纲举目张，万世正宗，百拜而熟读之。

问曰：脉有阴阳，何谓也？答曰：凡脉大、浮、数、动、滑，此名阳也。脉沉、涩、弱、弦、微，此名阴也。凡阳病见阳脉者生，阳病见阴脉者死。

脉来缓，时一止复来者，名曰结。脉来数，时一止复来者，名曰促。阳盛则促，阴盛则结，此皆病脉。

脉来动而中止，不能自还，因而复动者，名曰代，阴也，得此脉者必难治。代如挑担，中道自歇，欲人代替之也。法宜服当归四逆、复脉等汤为君。若妊娠，及疮疡，痛甚者，此气一时有所

① 缩缩：敛缩。
② 吴子曰……错谬矣：语出《医宗金鉴·伤寒论注·辨脉法篇》。

阻，听之不可药。

阴阳相搏，名曰动。阳动则发热，阴动则汗出，形冷恶寒者，此三焦伤也。宜芍药附子甘草汤为君。若数脉见于关上，上下无头尾，如豆大，厥厥动摇者，名曰动也。

脉浮而紧者，名曰弦也。弦者，状如弓弦，按之不移也。脉紧者，如转索无常也。

脉弦而大，弦则为减，大则为芤，减则为寒，芤则为虚，寒虚相搏，此名为革。妇人则半产漏下，男子则亡血失精。

问曰：脉有残贼，何谓也？师曰：脉有弦、紧、浮、滑、沉、涩，此六脉名曰残贼，能为诸脉作病也。

寸口脉阴阳俱紧者，单紧无兼，为津液不足之虚候。法当清邪中于上焦，浊邪中于下焦。清邪中上，名曰洁也。浊邪中下，名曰浑也。阴中于邪，必内栗也。表气微虚，里气不守，故使邪中于阴也。阴固密，邪不易中，惟津液虚，故阴阳易感。阳中于邪必发热，头痛，项强，颈挛，腰痛，胫酸，所谓阳中雾露之气。宜姜桂和之，得汗立解。市医用辛凉，病必纠缠。故曰清邪中上，浊邪中下。阴气为栗，足胫逆冷，便溺妄出。表气微虚，里气微急，三焦相溷①，内外不通。邪踞其经，反见实象。上焦怫郁，脏气相熏，口烂舌断也。明“三焦相溷”句，宜多服姜枣汤，三五服，全愈。市医为口糜，犀、羚杀人，岁以万计。中焦不治，胃气上冲，脾气不转，胃中为浊，营卫不通，血凝不流，为下文痈脓张本②。若卫气前通者，小便赤黄，不由汗解，而从脐去。与热相搏，因热作使，游于经络，出入

① 溷（hùn 混）：扰乱。

② 张本：作为伏笔而预先说在前面的话。

脏腑，热气所过，则为痈脓。热不从经腑解，郁于脏腑经络，内则为肺、胃、肠诸痈。初起大便坚者，以大黄牡丹汤下之。得下，以苡薏附子败酱散。若已有脓，以黄芪、甘草托之，大忌苦寒遏之，必腐烂不成脓而死。外则为发背等诸恶疮。先以苏梗、干姜、桂枝温散之，外以神灯照提其脓，脓厚必愈。市医用苦寒，多不救。若阴气前通者，阳气厥微，阴无所使，客气入内，嚏而出之，声嗢咽塞，寒厥相追，为热所壅，血凝自下，状如豚肝。病至厥少二阴，急宜桃花、干姜、附子、人参汤。若以地槐等止血，足浮者死。阴阳俱厥，脾气孤弱，五液注下。俗名五色屎也。下焦不阖，清便下重。三焦被邪相溷，不能分清浊矣。令便数难，正气陷下，似欲利而无物可利。脐筑湫痛，命将难全。脾败也，此条辨紧脉，内虚者多，不可专以攻病为主。文气不顺，必有阙文错字。

脉阴阳俱紧者，口中气出，唇口干燥，蜷卧，足冷，鼻中涕出，舌上胎滑，勿妄治也。到七日以来，其人微发热，手足温者，此为欲解。少阴虚邪还出太阳，不药亦解。或至八日以上，反大发热者，此为难治。设使恶寒表者，必欲呕也。腹内痛者，必欲利里也。

脉阴阳俱紧，至于吐利，其脉独不解。有阙文。紧去人安，此为欲解。若脉迟，至六七日不欲食，为未解，食自可者为欲解。

寸口脉浮而大，浮为虚，正虚。大为实，在尺为关，在寸为格，关则不得小便，格则吐逆。

脉浮为滑，浮为阳，滑为实，阳实相搏，其脉数疾，卫气失度。浮滑之脉数疾，发热汗出者，此为不治。汗出为阳欲脱。

脉浮而数，浮为风，数为热，风热相搏，则洒淅恶寒也。

诸脉浮数，当发热而洒淅恶寒。若有痛处，饮食如常者，蓄积有脓也。

内痈与伤寒中风辨脉证二语已明，神奇如此乃尔。

脉浮而大，浮为风虚，大为气强，风气相搏，必成瘾疹，身体为痒。痒者，为泄风，久久为痂癞。

瘾疹，吴人名痧子之类，只可用旧油木梳刮痒，手指搔之成痂。内服葱、淡豆豉发汗，外用神灯照之。禁风寒，忌荤腥、生冷而已。富绅信市医，用牛蒡、蝉蜕、僵蚕等。若体虚者，防作利内隐。

附　神灯照法：油纸捻点着，离肉半寸许，游移不定，如寻物状，时时照之。一日八九次，多照尤妙。凡痧子、痘子、疡疽、恶毒、疔疮，多照则转阳分，决无内隐，陷塌，疮毒内攻，疔毒走黄之虞，誓不欺人。此方得之岳母周宜人。

寸口诸微亡阳，诸濡卫虚，诸弱营虚，诸紧为寒，诸乘寒者为厥，郁冒不仁，以胃无谷气，脾涩不通，口急不能言，战而栗也。

问曰：曾为人所难，紧脉从何而来？师曰：假令亡汗，若吐，以肺里寒，故令脉紧也。假令咳者，坐饮冷水，故令脉紧也。假令下利，以胃中虚冷，故令脉紧也。

寸口脉微，尺脉紧，其人虚损，多汗，知阴常在，绝不见阳也。虚损，市医尚滋阴，岂知乃真阳虚也，宜治以甘酸温。

师曰：病人脉微弱涩者，此为医所病也。大发其汗，又数大下之，其人亡血，“亡”作“无”字。病当恶寒，后乃发热，无休止时。血虚生热，宜黄芪建中加姜附。时夏月盛热，欲着复衣①。冬月盛寒，欲裸其身。所以然者，阳微则恶寒，阴弱则发热。此医发其汗，使阳气微，又大下之，令阴气弱。五月之

---

① 复衣：有衣里，内可装入绵絮的衣服。

时，阳气在表，胃中虚冷，以阳气内微，不能胜冷，故欲着复衣。十一月之时，阳气在里，胃中烦热，以阴气内弱，不能胜热，故欲裸其身。又阴脉迟涩，故知血亡也。言又何以知其人无血，以阴脉迟涩故也。

寸口脉微而缓，微者，卫气疏，疏则其肤空，缓则胃气实，实则谷消而水化也。谷入于胃，脉道乃行，水入于经，其血乃成。荣盛则其肤必疏，人身气血脏腑，此强者彼必弱。三焦绝经，血盛气不能统摄循经常，故曰绝经，言不由正道也。名曰血崩。余用芎归胶艾汤极效。市医用棕灰、地榆等涩止之，再发则不可治。

寸口脉微而涩，微者卫气不行，涩者荣气不逮，荣卫不能相将，三焦无所仰，身体痹不仁。荣气不足，则烦痛，口难言。宜甘芍汤。卫气虚，则恶寒，数欠。宜芍药附子汤。三焦不归其部。上焦不归者，噫而酢吞，今之吞吐清酸水。中焦不归者，不能消谷引食，今之胃呆。下焦不归者，则遗溲。今之失溺不节也。三者皆荣卫气虚，宜温命门火为君，兼治见证。

寸口脉微而涩，微者卫气衰，涩者荣气不足。卫气衰，面色黄。荣气不足，面色青。荣为根，卫为叶，荣卫俱微，则根叶枯槁而寒栗、咳逆、唾腥、吐涎沫也。

今之老咳嗽遇冬必发，肺痿等病，宜甘草干姜温肺，兼温命门。

寸口脉弱而迟，弱者阳气微，迟者脾中寒。营为血，血虚则发热。卫为气，阳气微者心内饥，饥而虚满，不能食也。法宜姜、夏、参、术，温补脾胃。

寸口脉弱而缓，弱者阳气不足，缓者胃气有余，噫而吞酸，食卒不下，气填于膈上也。

此俗名胃强脾弱，余用砂仁、五谷虫、参、术、甘、姜、二陈之类。

趺阳脉迟而缓，趺阳脉在两足跗中指上五寸，去陷骨三寸，动脉处。胃气如经也。趺阳脉候胃气有无，决人死生。趺阳脉浮而数，浮则伤胃，数则动脾，此非本病，医特下之所为也。营卫内陷，其数先微，脉反但浮，其人必大便鞕，气噫而除，有阙文。何以言之？本以数脉动脾，其数先微，故失脾气不治，大便鞕，噫气而除。今脉反浮，其数改微，邪气独留，心中则饥，邪热不杀谷，潮热，有阙文，发渴，数脉当迟，缓脉，有阙文。因前后度数如法，病者则饥，数脉不时，则生恶疮也。

此条大旨言脾胃脉当迟缓，今忽浮数，乃因误下热陷，脾主肌肉，邪热无去路，数脉不时见者，必生恶疮也，只可会大意而已。

趺阳脉浮而涩，少阴脉如经者，其病在脾，法当下利。何以知之？有阙文。今趺阳脉浮而涩，故知脾气不足，胃气虚也。以少阴脉沉而滑，才见此为调脉，故称如经也。则不下利。若反滑而数者，故知当屎脓也。土克水，脾肾同病，成红白下痢。

趺阳脉伏而涩，伏则吐逆，水谷不入，涩则不得小便，名曰关格。不治。

趺阳脉滑而紧，滑者胃气实，紧者脾气强，持实击强，痛还自伤，以手把刃，坐作疮也。

往往有忽然持刀弄棍，虽纤弱男女，膂力忽胜人百倍，或欲自戕，或欲伤人，为其平素决不能为之事，宜桃核承气汤加倍灌之，下乃止。

趺阳脉沉而数，沉为实，数消谷，紧者病难治。紧，正虚也，邪盛正虚。

趺阳脉大而紧者，当即下利，为难治。下利脉大，死候也。

趺阳脉微而紧，紧则为寒，微则为虚，微紧相搏，则为短气。有阙文。喘促之类。

趺阳脉不出，脾不上下，身冷肤鞕。两关脉伏人如死，急宜葱熨灸诸法。

跌阳脉浮而芤，浮者胃气衰，芤者荣气伤，其身体瘦，肌肉甲错，浮芤相搏，宗气衰微，四属断绝。

程氏应旄曰：卫以荣为根，荣以卫为护，荣卫统于宗气，又以趺阳胃为根也。文故信服浓辛姜枣汤，四季不少减也。

又按：此条今痿证也，似宜黄芪桂枝五物汤加葳蕤、牛膝、狗脊、杜仲之类，久服。又有湿热熏蒸，四肢不举者，宜羌活、茅术、黄柏之类。

趺阳脉紧而浮，浮为风，紧为寒，浮为腹满，紧为绞痛，浮紧相搏，肠鸣而转，转即气动，膈气乃下，少阴脉不出，其阴肿大而痛也。

方氏有执曰：趺阳土败，少阴无制也。

文按：大约今之疝气也，市医治肝，愈而复发，岂知病在趺阳，当温脾胃，行水气，小便时禁风冷。

少阴负趺阳者为顺也。

水负土，温脾行水可自愈，为微邪。

少阴脉弱而涩，弱者微烦，涩者厥逆也。程氏知曰：言肾脉微涩之病也。少阴肾动脉，在足内踝后跟骨上陷中动脉。

少阴脉不至，肾气微，少精血，奔气促迫，上入胸膈，气直奔上胸膈，所以厥也。宗气反聚，血结心下，阳气退下，热归阴股，与阴相动，令身不仁，此为尸厥。

原文有"当刺期门、巨阙"六个字，衍文也。注家随文强释，用之不效，致起后人之疑，余削之。

按：尸厥，菖蒲屑纳鼻中，桂着舌下。后文有治法。

文读以上诸条，非但文气不顺，每多令人不可解之处，然即此错乱残简，尚有多少法门启予后人者也。圣人文，一字值十万斛明珠，叩求后圣勉读之，三致思焉。

订正仲景金匮要略释义①

脏腑经络先后病脉证第一

自此至终均论杂病，后人分出，名曰《金匮》。

夫人秉②五常，因风气而生长。四时八方应候之风，风寒暑湿燥火应候之气。风气虽能生万物，亦能害万物，如水能浮舟，亦能覆舟。若五脏元真通畅，人即安和，客气邪风，客邪，非独天地疫证也，人不知固密，寒暖不时。又如脑后风，汗出当风，夜卧不戴捆帽，当顶漏风。大抵感于天地者易治，得之自作者难愈。中人多死。千般疢难，不越三条：一者，经络受邪入脏腑，为内所因也。二者，四肢九窍，血脉相传，壅塞不通，为外皮肤所中也。三者，房室、金刃、虫兽所伤。以此详之，病由都尽。若人能养慎，这句最重，万病之来总归不养慎，孽由自作者居多。不令邪风干忤经络。适中经络，未流传腑脏，即医治之。四肢才初也觉重滞，即导引，吐纳，此法今医家不讲，可惜。针灸，膏摩，勿令九窍闭塞。更能无犯王法，禽兽灾伤，房室勿令竭乏，服食节其冷、热、苦、酸、辛、甘，不遗形体有衰，病则无由入其腠理。腠者，三焦通会元真之处，为血气所注。人身脏腑、经络空隙处，一有邪踞，气血不能行，甚者死矣。理者，是皮肤脏腑之文理也。天地造人有条有理，一被邪侵便乱，气血壅滞而成百病。

---

① 标题原无，据文义补。

② 秉（bǐng 饼）：通“禀”。承受。

问曰：上工治未病，何也？师曰：夫治未病者，见肝之病，知肝传脾，当先实脾，四季脾王不受邪，即勿补之。中工不晓相传，见肝之病，不解实脾，惟治肝也。夫肝之病，补用酸，助用焦苦，益用甘味之药调之。酸入肝，焦苦入心，甘入脾。脾能伤肾，肾气微弱，则水不行。水不行，则心火气盛。心火气盛，则伤肺。肺被伤，则金气不行。金气不行，则肝气盛。肝气盛，则肝自愈。此治肝补脾之要妙也。后人名隔二隔三治法。肝虚则用此法，实则不在用之。经曰："虚虚实实，补不足，损有余。"是其义也。余脏准此。

熟读二篇，一以皮肤脏腑知病之常，一以脏腑相传尽病之变。苟百读深思之，虽千古从未见之怪病，何不可治哉？仲景教人，大而能化，故为圣，岂若后人头痛医头乎？百读经文，庶有所得。

文观《东医宝鉴》病名可谓全备，时珍《纲目》方药最为繁多，更观经验、集验，诸子百家，五花八门，美不胜收。而久按之，因之而造就者几何人？因之而起死者几何人？是皆做时文之类联典林，焉有抡元①佳作哉？古来大名家，何一不出仲景门下。虽刘朱之徒，妄诩自成一家，别开生面，而细按所著，何莫非仲景所论。目下逐末者多，名贤罕观，深为当世君子惋惜之。

问曰：病人有气色见于面部，愿闻其说。师曰：鼻头色青，腹中痛，苦冷者死。鼻头色微黑者有水气，色黄者胸上有寒，色白者亡血也，设微赤非时者死。如春色白，死于秋也。其目正圆者痉，不治。圆如鱼眼，手动之亦不眴。又色青为痛，色黑为劳，色赤为风，色黄者便难，小便难也。色鲜明者有留饮。

① 抡元：科举考试中选第一名。

师曰：病人语声寂然[①]喜惊呼者，突如喊叫。骨节间病。语声喑喑[②]然不彻者，心膈间病。语声啾啾然细而长者，头[③]中病。

以上教人望、闻两字。

师曰：息摇肩者，心中坚。息引胸中上气者，咳。息张口短气者，肺痿吐沫。

问而知之。

师曰：吸而微数，其病在中焦，实也，当下之即愈。虚者不治。在上焦者其吸远，原“促”。在下焦者其吸促，原“远”。此皆难治。呼吸动摇振振者不治。

师曰：寸口脉动者，因其王时而动。假令肝主色青，四时各随其色。肝色青而反色白，非其时色脉，能合色脉，可以万全。皆当病。

以上示人四诊要诀。一隅三反，神而明之，存乎其人。

问曰：有未至而至，有至而不至，有至而不去，有至而太过，何谓也？师曰：冬至之后，甲子夜半少阳起，少阳之时阳始生，天得温和。以未得甲子，天因温和，此为未至而至也。以得甲子，而天未温和，此为至而不至也。以得甲子，而天大寒不解，此为至而不去也，阳虽至，而阴不肯去。以得甲子，而天温如盛夏五六月时，此为至而太过也，阳来太暴。

上以色脉测人脏腑，此以气候测人病源。大约至而不去，阳郁于下，夏热必盛，人病阳明居多。未至而至，至而太过，阳气先发，阴藏于下，夏湿必重，少阴证居多。方书以值年干支论司天，虽出自

---

① 语声寂然：指病人安静而无语声。

② 喑喑：形容语音低微而不清晰。

③ 头：《仲景全书》作“腹”，《金鉴》吴谦注作“头”。

《内经》，然未免呆相，何如测少阳应候实有把握也。要之，总以临证详审虚实为首要。故论气候，圣人但案而不断。

师曰：病人脉浮者在前，其病在表。浮者在后，其病在里。两尺浮，病入阴，宜温经救里。腰痛背强不能行，解表，必短气而极也，救里。

问曰：经云"厥阳独行"，何谓也？师曰：此为有阳无阴，故称厥阳。

《内经》曰：阴气衰于下，为热厥。文按：宜李氏回春三法，若服犀、羚等必死。

问曰：厥气①入脏则死，入腑即愈，此为卒厥，何谓也？师曰：唇口青，身冷，为入脏，即死。如身和，汗自出，为入腑，即愈。厥，逆也，客气邪风也。

问曰：脉脱入脏即死，入腑即愈，何谓也？师曰：非为一病，百病皆然。譬如浸淫疮，疠风之类。从口起流向四肢者可治，从四肢流来入口者不可治。病在外者可治，入里者即死。

问曰：阳病十八，何谓也？师曰：头痛、项、腰、脊、臂、脚掣痛。阴病十八，何谓也？师曰：咳、上气、喘、哕、咽、肠鸣、胀满、心痛、拘急。五脏病各有十八，合为九十病。又有六微，微有十八病，合为一百八病。五劳、七伤、六极、妇人三十六病不在其中。清邪居上，雾露风霜。浊邪居下，寒湿污秽。大邪天地六气中表，在外，受者易治。小邪人心七情中里人事难治。谷饪之邪，从口入者，宿食也。五邪中人，各有法度。言各因其类，一定不易也。风中于前，前，早也，阳也，卫分也。寒

---

① 厥气：《仲景全书》、《金鉴》并作"血气"，上有"寸脉沉大而滑，沉则为实，滑则为气，实气相搏"。

中于暮，暮，晚也，阴也，荣分也。湿伤于下，雾伤于上。风令脉浮，寒令脉急，雾伤皮腠，湿流关节，食伤脾胃。极寒伤经，极热伤络。

千古大文章，文百拜读之。

问曰：病有急当救里救表者，何谓也？师曰：病，医下之，续得下利清谷不止，身体疼痛者，急当救里。后身体疼痛，清便自调者，急当救表也。

夫病痼疾，旧有宿病。加以卒病，又添新近感冒。当先治其卒病，后乃治其痼疾也。

师曰：五脏病各有所得者愈，如肝宜甘，心酸，肺苦，脾盐，肾辛，此得饮食而愈。又肝病愈丙丁，心戊已，脾庚辛，肾甲乙，肺壬癸。又怒伤肝，悲胜怒之类是也。五脏病各有所恶，各随其所不喜者为病。如心恶热，肺寒，肝风，脾湿，肾燥。病者素不应食，而反暴思之，必发热也。

脏被邪踞，忽反其常，不独食也，如素性慈善，忽暴戾之类，均非佳兆。

夫诸病在脏，欲攻之，当随其所得而攻之。如渴者，与猪苓汤。渴，脏有热，不用白虎用猪苓，养津液即以去燥。余皆仿此。

脏与腑不同，攻腑可直达，攻脏宜先保元真。文读此大得攻病之秘。

百合狐惑阴阳毒病脉证治第三

此条上，原文《痉湿暍病脉证并治第二》，但《伤寒论》中已有，方论大同小异，文并入《伤寒论》，此处删之未录，免重出，而省刊资尔。

论曰：百合病者，百脉一宗，悉致其病也。人身经脉十一，络脉三百六十有奇。一宗，言归一脉也，乃总脉病也。意欲食复不能食，常默默，欲卧不能卧，欲行不能行，欲饮食，或有美时，或有不用闻食臭时，如寒无寒，如热无热，口苦，小便赤，诸药不能治，得药则剧吐利，如有神灵者，身形如和，其脉微数。每溺时头痛者，六十日乃愈。余热由太阳经解，故迟。若溺时头不痛，淅然者，四十日愈。若溺快然，但头眩者，二十日愈。其证或未病而预见，或病四五日而出，或病二十日或一月微见者，各随证治之。

病后遗热，情思不遂，卒临境遇，耽于安逸，四者皆能致此病，乃形神俱病也。以上证皆移易变动而见，非一齐见也。

百合病见于阴者，以阳法救之。见于阳者，以阴法救之。见阳攻阴，复发其汗，此为逆。见阴攻阳，乃复下之，此亦为逆。

以百合为君，酌加和阴阳一二味，不若伤寒之可用汗下猛药。

百合病，不经吐、下、发汗，病形如初者，百合地黄汤主之。

百合地黄汤方

百合十枚，擘　生地黄汁一升

上以水洗百合，渍一宿，当白沫出，去其水，更以泉水二升，山泉流水。煎取一升，去渣，内地黄汁，煎取一升五合，分温再服。中病勿更服，大便当如漆。

百合，徽州白花者，每只中心只一茎，开花如玉兰瓣，朱砂蕊，极香，大南货店买，价昂。若药店及菜挑子所卖红花，不香，不堪用。

百合病，变发热者，百合滑石散主之。

百合滑石散方

百合一两，炙　滑石三两

上为散，饮服方寸匕，日三服。当微利，小便也。则止服，热则除。

百合病，一月不解，变成渴者，百合洗方主之。

百合洗方

百合一升

上以水一斗，渍之一宿，以洗身。洗已，食煮饼，勿以盐豉也。盐，渴家忌，当淡吃数日也。

百合病，渴不差者，用后方主之。

栝蒌牡蛎散方

栝蒌根花粉。　牡蛎熬，等分

上为末，饮服方寸匕，日三服。

百合病，发汗后者，百合知母汤主之。

百合知母汤方

百合七枚，擘　知母三两，切

上先以水洗百合，渍一宿，当白沫出，去其水，更以泉水二升，煎取一升，去渣。别以泉水二升，煎知母，取一升，去渣后合和，煎一升五合，分温再服。

百合病，下之后者，百合鸡子汤主之。

百合鸡子汤方

百合七枚，擘　鸡子黄一枚

上先以水洗百合，渍一宿，当白沫出，去其水，更以泉水二升，煎取一升，去渣，内鸡子黄，搅匀，煎五分服。

百合病，吐之后者，滑石代赭汤主之。

滑石代赭汤方

百合七枚，擘　滑石三两，碎，绵裹　代赭石弹丸大一枚，碎，绵裹上先以水洗百合，渍一宿，当白沫出，去其水，更以泉水二升，煎取一升，去渣。别以泉水二升，煎滑石、代赭，取一升，去渣后合和重煎，取一升五合，分温服。

原文滑、代主下后，鸡黄吐后，必是错简，文对调，订正之。

狐惑之为病，状如伤寒，默默欲眠，目不得闭，卧起不安，蚀于喉为惑，蚀于阴为狐，不欲饮食，恶闻食臭，其面目乍赤、乍黑、乍白。蚀于上部则声嗄，甘草泻心汤主之。蚀于下部则咽干，苦参汤洗之。蚀于肛者，雄黄熏之。

苦参汤方

苦参一升

水一斗，煮取七升，熏洗，日三。

雄黄

上一味为末，瓦筒瓦二枚，合之烧，向肛熏之。

狐惑今名疳，湿热因风生虫也，食人肉甚速，不一日烂见骨肉。泻心汤内服去伏热，苦参、雄黄，洗，熏，杀虫。余制止痒生肌散吹之、扑之。

附方：百部、芜荑、鹤虱、白蔹各一钱，枯矾、铜绿各三分，黄柏、生甘草各四钱，棉花胭脂一张，烧。

上九味，共研极极细，如飞尘。用法：先煎生甘草水洗患处，用布揩擦，见鲜血痕，以知痛为度。用粉扑，或旧棉絮渫上药末扑之。日二次。若咽喉及前后阴中用小笔管吹之。一切滋水蔓延，痒多不甚痛诸疮悉主之。

病者脉数，无热，微烦，默默但欲卧，汗出。初得之三四日，目赤如鸠眼，七八日，目四眦黑。若能食者，脓已成也，赤小豆当归散主之。

上条积热生虫，故以杀虫为君。此条积热生脓，故以排脓为主。要皆大病后余热流毒所致，或饮食，或起居不节之故。

赤小豆当归散方

赤小豆今饭赤豆中紧小者，药店买红黑豆，不知何解。三升，浸令芽出，曝干　当归

上二味，杵为散，浆水服，方寸匕，日三服。

余谓虫者，必痒而滋水蔓烂。脓者，必痛或有肿处也。

阳毒之为病，面赤斑斑如锦纹，咽喉痛，唾脓血。五日可治，七日不可治，升麻鳖甲汤主之。

阴毒之为病，面目青，身痛如被杖，咽喉痛。五日可治，七日不可治，升麻鳖甲汤去雄黄、蜀椒主之。阴反去雄、椒，"去"字疑有误。

升麻鳖甲汤方

升麻　甘草各二两　当归一两　蜀椒一两，炒去汗　鳖甲手掌大一片，炙　雄黄半两，研

上六味，以水四升，煮取一升，顿服之。老少再服，取汗。

吴子以灾疠之气中卫为阳毒，中荣为阴毒，极是，而以为近时之发痧证殊非确论。文窃谓今之烂喉痧证也，得汗透，痧子发出，病自愈，故云再服取汗。文每以生甘草、桂枝、人中白研末，吹喉。用苏叶、桂枝、升麻、炙甘草煎，多多服，发其汗。若手足冷，用制附子、干姜各二钱，同煎。胸前、头面以油纸燃，刻刻①照之愈。

疟病脉证并治第四

师曰：疟脉自弦，弦乃脾中寒，胆木乘之，非少阳经病之弦脉也，温脾，弦自去。市医因弦，早用柴胡，引邪入经，反致纠缠多矣。文以桂枝汤重姜枣，三服必愈。弦数者多热，阳疟来热多寒少，

① 刻刻：每时每刻。

宜桂枝汤，不可吃清暑药。弦迟者多寒，阴疟来寒多，宜桂枝汤重姜枣。弦沉[1]紧者下之差，必能食而不大便者。弦迟者可温之，弦紧者可发汗、针灸也，弦滑大者可吐之，痰饮也。弦数者风发也，以饮食消息止之。言不饱食，使脾阳运健，疟可自止，不宜多服药也。

病疟以月一日发，当以十五日愈。设不差，当月尽解。如其不差，当云何？师曰：此结为癥瘕，名曰疟母，急治之，宜鳖甲煎丸。

疟母伏于季胁两傍，邪已入少阳经腑，乃用柴胡引经。

鳖甲煎丸方

鳖甲炙　赤硝各十二分　乌扇烧　黄芩　鼠妇熬　干姜　大黄　桂枝　厚朴　紫葳　石苇　阿胶炙，各三分　芍药　牡丹去心　䗪虫熬，各五分　葶苈熬　人参　半夏各一分　柴胡　蜣螂熬，各六分　瞿麦　桃仁各二分　蜂窝炙，四分

上二十三味为末，取锻灶下灰一斗，清酒一斛五斗，浸灰，候酒尽一半，着鳖甲于中，煮令泛烂如胶漆，绞取汁，内诸药，煎为丸，如梧子大，空心服七丸，日三服。

今药店有现成买者。治癥瘕只宜用丸，缓以磨之，忌用汤药。千古要诀！

师曰：阴气孤绝，阳气独发，则热而少气、烦冤，手足热而欲呕，名曰瘅疟。若但热不寒者，邪气内藏于心，外舍分肉之间，令人消铄肌肉。

温疟者，其脉如平，身无寒，但热，骨节疼烦，时呕，白虎加桂枝汤主之。

---

① 沉：《仲景全书》作“小”。

白虎加桂枝汤方

知母六两　桂枝三两　甘草二两，炙　石膏一斤　粳米二合

上剉，每五钱，水一盏半，煎至八分，去渣，温服，汗出愈。

方证极合，并可治痛风，但煎法似非圣人笔意。

疟多寒者，名曰牝疟，今名三阴疟也。蜀漆散主之。

蜀漆散方

蜀漆今药店只有常山，亦可用。洗，去腥，近人用烧酒洗　云母用粉。烧二日夜，大颜料行买，每两五六文，烧现成者，药店不买　龙骨等分

上三味，杵为散，未发前，以浆水服半钱匕。温疟加蜀漆半分，临发时服一钱匕。

此散极效。余令人未发前二日，每日服二分许。临恶日，先时服三分许。轮回服三四次，必止。平日多服浓辛姜枣汤。

中风历节病脉证并治第五

夫风之为病，当半身不遂，此风邪入络也。或但臂不遂者，此为痹。闭也，一节之气为寒湿所闭也，宜熨洗针灸，不可吃大活络丹。脉微而数，中风使然。文气不接，必有阙文。

寸口脉浮而缓，浮则为风，缓则为虚。荣缓则为亡血，卫缓则为中风。邪气中经，络脉空虚。贼邪不泻，或左或右。邪气反缓，正气即急，正气引邪，㖞僻偏也不遂。言气血因风，不能循其隧道，外见口眼㖞邪也。邪在于络，肌肤不仁。皮肤麻木也。邪在于经，即重不胜。手足难举动也。邪入于腑，即不识人。邪入于脏，舌即难言，口吐涎。

言风必气血亏而入，中脏腑、经络、血脉，无一定法也。

文年五十忽患中风，口难言，左手足不仁，立志不服药，四季常

服姜枣汤。于今八年，左手足早已复原，步履甚健，惟多言则舌强如格子而已。其后我中风者，信市医大小活络丹、大小续命汤、蕲蛇酒、再造丸，不及一二年，药毒发而死者不少。

文叩求市医勿贪生意，耸人服药，并求烧尽活络丹。

寸口脉浮而紧，二条尊吴子订正录①。**紧则为寒，浮则为虚。寒虚相搏，邪在皮肤，则身痒而瘾疹。**邪风客于毛孔，被微寒所束，不得出，宜葱豉汤。**心气不足，**若心阳内不足之人。**邪气入中，**则邪不客毛孔成疹，径入中矣。**则胸满，**入胸膈成胸痹、痞塞等病。**而气短。**入肺成喘促病。

文按：圣人论中风，只此三条，且甚轻忽而不出方药，非略也。盖中风本微邪，因虚而得，只要自己调摄，本可不药而愈。后人混分类中、真中、痱风、风痱，且以撒尿屎、暴仆，仲景名卒中死病者，混名之真中风，讹造大小续命方，侮毁先圣，荼毒后人，宜入无间地狱②。

历节病

寸口脉沉而弱，沉即主骨，弱即主筋，沉即为肾，弱即为肝。汗出入水中。文气不甚接，疑有阙文。**如水伤心，历节黄汗出，故曰历节。**

赵氏良曰：肾主水，与骨合，脉沉，故病在骨。肝藏血，与筋合，脉弱，故病在筋。心主汗，为水阻成湿，久变热，湿热相蒸，是

---

① 二条尊吴子订正录：《金鉴》吴谦注将上条“寸口脉浮而紧……邪在皮肤”与本条“寸口脉浮而缓……邪气中经”对调；上条“浮者血虚”认为为衍文而去掉。

② 无间地狱：佛教语。八大地狱之第八。堕入无间地狱者，都是极恶之人，犯了极重的罪。在无间地狱之中，永远没有任何解脱的希望，除了受苦之外，绝无其他感受，而且受苦无间，一身无间，时无间，行无间。

以历节发出黄汗也。[1]

吴子曰：肝肾不足，筋骨痿缓，一为风寒湿邪所乘，即病筋骨关节交会之处。汗出腠理开，浴水必致寒伤心。心主汗，汗不得泄，郁成湿。故风胜为历节，湿胜为黄汗出也。[2]

文按：二证皆平素自己不知调摄而得者。

味酸则伤筋，筋伤则缓，名曰泄。咸则伤骨，骨伤则痿，名曰枯。言何以致肝肾不足，偶举酸咸饮食言之。

文按：如负重、劳乏、酒色过度，圣人特举一端，余可类推也。

枯泄相搏，名曰断绝[3]**。荣气不通，卫不独行，荣卫俱微，三焦无所御，四属断绝，身体羸瘦，独足肿大，黄汗出，胫冷。假令发热，便为历节也。病历节不可屈伸，疼痛，乌头汤主之。**乌头皮黑，有角，如乌鸦头嘴，故名。用法：开水浸，剥去黑皮，肉如老菱米，细嚼之，淡而无味，专去风邪入骨髓。近药店以附子代之，故屡用不效。

乌头汤方

麻黄　芍药　黄芪　甘草各三两　**川乌**乌头另用蜜煎。五枚，㕮咀，以蜜二升，煎取一升，即出乌头，乌头不可连渣吃，尤半夏不当散服。

上五味，㕮咀四味，以水三升，煮取一升，去渣，内蜜煎中，更煎之，服七合。不知，尽服之。

此方温中补虚，主历节之风胜寒微者。

诸肢节疼痛，身体尫羸，脚肿如脱，头眩，短气，嗢嗢欲

---

① 肾主水……黄汗也：语出《医宗金鉴·金匮要略注·中风历节病脉证并治》吴谦引赵良注文。

② 肝肾不足……出也：语出《医宗金鉴·金匮要略注·中风历节病脉证并治》。

③ 绝：《仲景全书》作“泄”，《金鉴》吴谦注作“绝”。

吐，桂枝芍药知母汤主之。

桂枝芍药知母汤方

桂枝　知母各四两　芍药三两　生姜　白术各五两　附子二枚，炮　甘草　防风各二两

上九味，以水七升，煮取二升，温服七合，日三服。

此方佐知母，因尪羸甚，恐辛热药烁津液故也。

趺阳脉浮而滑，滑则谷气实，浮则汗自出。

言黄汗亦有因胃实出者。文按：宜下之。

少阴脉浮而弱，弱则血不足，浮则为风，风血相搏，即疼痛如掣。掣，牵引也。宜补血活血，而风自灭也。

盛人脉涩小，短气，自汗出，历节痛，不可屈伸，此皆饮酒汗出当风所致。

盛人肌肉厚而腠理疏，故易得此病。文按：宜大青龙加桑枝、丹皮。

文按：风湿疼痛得微汗而解，历节则自来有汗者也。

血痹虚劳病脉证并治第六

问曰：血痹病从何得之？师曰：夫尊荣人，骨弱肌肤盛，重困疲劳，汗出，卧不时动摇，加被微风，遂得之。但以脉自微涩，在寸口、关上小紧，宜针引阳气，令脉和紧去则愈。

吴子曰：历节伤气故痛，血痹伤血但麻木①。

文按：痹，闭也，血中有邪，阳气不得宣通，故用针。

血痹，阴阳俱微，寸口关上微，尺中小紧，外证身体不仁，

① 历节……麻木：语出《医宗金鉴·金匮要略注·血痹虚劳病脉证并治》。

如风痹状，黄芪桂枝五物汤主之。

黄芪桂枝五物汤方

黄芪　芍药　桂枝各三两　生姜六两　大枣十二枚

上五味，以水六升，煮取二升，温服七合，日三服。一方有人参。

有此一句，足见仲景所用皆现成古方，稍有加减必自申明，慎重古制如此。文故曰：仲景乃用方之圣，非制方之祖也。

虚　劳

夫男子平人，脉大为劳，极虚亦为劳。

寸口脉浮而迟，浮即为虚，迟即为劳。虚则卫气不足，劳则荣气竭。

此条错简在第十四《消渴篇》中，文订正于此。

人年五六未五十，文按：当是“人年未五十”，必是写误，何也？人老火衰成劳者，文罕见之。其病脉大者，痹痹，闭，气血不循经脉流行也侠背行。气血不流行，故背曲不直。若马刀侠瘰①者，痹于经，背微曲，痹于络，成恶疮也。皆为劳得之。皆气血不足致腠理及空隙处为微邪所踞，曲背，刀瘰证作矣。

文按：马刀生于两腮后，如马蹄刀。瘰，今之栗子筋、流串、轧鸭蛋、石疽之类。此等皆以少用心思，逍遥自寻快乐，血气复原，自愈者不少。若信市医忌口，外敷诸药，内服消散汤剂，必致肿溃，一二年而死。文附二方于下。若初起结块，或似核，急用火硝、硫磺、生半夏三味，等分，加飞面少许，置擂盆内，加好烧酒拌匀，汾阳烧酒尤妙，打五千下，炖②热之，以手力揉块核上，必揉的块核根盘结

① 若马刀侠瘰：《仲景全书》作“若肠鸣，马刀侠瘿”，《金鉴》吴谦注去“肠鸣”，“瘿”改作“瘰”。

② 炖：把茶或酒盛在碗里，再把碗放在水里加热。

活动了，乘热涂上药，约半寸厚，包好，勿令脱落。明日加烧酒再打，再如法涂。凡七昼夜，勿脱落。其中发极痒，药性到了，可消。但治以早为贵，久患者难效。又若已穿破，但流滋水薄脓者，用芦甘、滑石、升药底、生甘草各一钱，铜绿一分许，研极细末收磁瓶内，每日揩干滋水，掺少许于破口上，贴药店买的清凉膏。每日勤揩滋水，吃滋补肉食，切忌吃药及市医方药，及仙方单方，必实心行一二三年方效。奈富绅人不余信也。

劳之为病，其脉浮大，手足烦，五心热，故喜听霜降、信炮①。春夏剧，秋冬瘥。阴虚精自出，酸削不能行。

男子脉浮弱而涩，大而无力。为无子，精气清冷。

夫失精家，少腹弦急，阴头寒，目眩，发落，脉极虚芤迟，为清谷，亡血，失精。脉得诸芤动微紧，男子失精，女子梦交。

脉弦而大，弦则为减，大则为芤，减则为寒，芤则为虚，虚寒相搏，此名为革。妇人则半产漏下，男子则亡血失精。桂枝加龙骨牡蛎汤主之。

桂枝加龙骨牡蛎汤方

桂枝　芍药　牡蛎　生姜各三两　甘草　龙骨各二两②　大枣十二枚

上七味，以水七升，煮取三升，分温三服。

四条承上“脉大为劳”，详其脉证以出治法。

失精，临卧时并紧两足，提吸丹田气三口，令上升，乃卧。又手心擦两足心。又梦遗了，切勿胆怯。恐伤肾，反致连遗，同房一

---

① 信炮：按时所放之炮。旧时官署按时放炮，使远近皆知，以便计时。如报晓炮、午时炮等。

② 二两：《仲景全书》、《金鉴》龙骨并作“三两”。

次，反可不遗。若久客，或男子及时不娶，每多此证，非病也，慎勿服金锁固精、莲须金樱膏。仲景为阴虚不能藏阳者而设，非涩精也。

男子脉虚沉弦，无寒热，短气，里急，小便不利，面色白，时目瞑，兼衄，少腹满，此为劳使之然。

男子面色薄者，主渴，舌每无津液也。及亡血，卒喘悸。

男子平人，脉虚弱细微者，喜盗汗也。

方书盗汗属阴虚，屡治无效。文用芍药附子甘草汤加黄芪、桂枝愈。

脉沉小迟，名脱气。其人疾行则喘喝，手足逆寒，腹满，甚则溏泄，食不消化也。

虚劳里急，悸，衄，腹中痛，梦失精，四肢酸疼，手足烦热，咽干，口燥，小建中汤主之。

虚劳里急，诸不足，黄芪建中汤主之。

黄芪建中汤方

于小建中汤内加黄芪一两半，余依上法。若气短胸满者，加生姜。腹满者去枣，加茯苓一两半，似有阙文，及疗肺虚损不足。补气加半夏三两。

四条承上“极虚为劳”，明脉证，出治法。文按：义订正之。

半夏得生姜、茯苓，大补胃气。

虚劳腰痛，少腹拘急，小便不利者，八味肾气丸主之。

肾气丸，利小便之神剂。六味丸，润大肠之妙药。

虚劳，虚烦不得眠，酸枣仁汤主之。

酸枣仁汤方

酸枣仁二升　甘草　芎䓖各一两[①]　知母　茯苓各二两

① 一两：《仲景全书》、《金鉴》芎䓖作“二两”。

上五味，以水八升，煮酸枣仁，得六升，内诸药，煮取三升，分温三服。

文取莲子心八九根，食盐约五分许，开水泡，凉之服，临卧再服。

五劳虚极，羸瘦腹满，不能饮食，缓中补虚①。言皆里气虚所致，当以建中诸法补虚。食伤、忧伤、饮伤、房室伤、饥伤、劳伤、经络营卫气伤，内有干血，七种伤均能阻气血，蓄于人之脏腑经络，非指妇女干血劳也。肌肤甲错，两目黯黑，大黄䗪虫丸主之。瘀不去，新不能生，荣卫不能泽肌肤，故甲错。

大黄䗪虫丸方

大黄十分，蒸　黄芩二两　甘草三两　芍药四两　干漆一两，烧枯　干地黄十两　杏仁　桃仁　虻虫　蛴螬各一升　䗪虫半升　水蛭百枚

上十二味，末之，炼蜜和丸，小豆大，酒饮服五丸，日三服。

虚劳诸不足，风气百疾，说不尽许多病情，故曰“百疾”，不能一定也。薯蓣丸方主之。

薯蓣丸方

薯蓣山药三十分　当归　桂枝　干地黄　豆黄卷各十分　曲　甘草二十八分　人参七分　白术　川芎　芍药　麦门冬　杏仁各六分　柴胡　桔梗　阿胶七分　干姜三分　茯苓五分　白蔹二分　防风六分　大枣百枚为膏

上二十一味，末之，炼蜜和丸，空腹，酒服一丸，一百丸为剂。

风字内虫字，风气生虫，此虫劳也，用杏仁、白蔹祛风、杀虫。

---

① 缓中补虚：《仲景全书》在“两目黯黑”下，《金鉴》吴谦注作“缓中补虚”。

文按：仲景论劳，虚则建中、肾八味、心、酸枣，未尝有云必死者。乃今之劳，最速者百日，或一二三年，何也？盖居心比人深刻一层，而不得其正。自作孽，名孽劳。病后，或小有病，信市医开泄脏气，药毒晚发，名药劳。先天不足，童年得之，名夭劳。此三者不治。

肺痿肺痈咳嗽上气病脉证治第七

问曰：热在上焦者，因咳为肺痿。肺痿之病，从何得之？师曰：或从汗出，或从呕吐，或从消渴，小便利数，或从便难，又被快药下利，重亡津液，故得之。痿，犹草木之少雨露而枯痿也，重亡津液是病根。文妄拟生津液方：人参、麦冬、甘草、白芍、桂枝、生姜、法半夏等分，研为丸。每丸重一两，日煎一丸，去渣，加冰糖、阿胶，再煎，烊①，匀三服。曰：寸口脉数，其人咳，口中反有浊唾涎沫者何？师曰：为肺痿之病。若口中辟辟②燥，咳即胸中隐隐痛，脉反滑数，此为肺痈，咳唾脓血。脉数虚者为肺痿，数实者为肺痈。

问曰：病咳逆，脉之何以知此为肺痈？当有脓血，吐之则死，其脉何类？师曰：寸口脉浮③而数，浮则为风，数则为热。浮则汗出，数则恶寒。风中于卫，呼气不入。热过于荣，吸而不出。风伤皮毛，热伤血脉。风舍于肺，其人则咳，口干，喘满，不渴，时唾浊沫，时时振寒。热之所过，血为之凝滞，畜结痈脓，吐如米粥。始萌可救，脓成则死。

此下原文有“肺痈，喘不得卧，葶苈大枣泻肺汤主之。方：葶苈

① 烊：溶化。

② 辟辟：象声词，形容干燥。

③ 浮：《仲景全书》作“微”，《金鉴》吴谦注作“浮”。

熬，令黄色，捣光如弹子大，大枣十二枚，上先以水三升，煮枣取二升，去枣，内葶苈，煮取一升，顿服”。又“肺痈，胸满胀，一身面目浮肿，鼻塞，清涕出，不闻香臭酸辛，咳逆上气，喘鸣迫塞，葶苈大枣泻肺汤主之”。方证不合，市医屡用杀人，讹文也。余删之，附录于注而不读。

文按：葶苈大枣泻肺汤为支饮不得息主方也。文用薏苡仁附子败酱散煎服，治肺痈神效，方内加西洋参、生甘草、连翘壳、食盐，曾愈多人。市医反笑余以肺痈作肠痈，余未暇与之多辩，只求病好而已。有用陈芥菜露，惜必再发。

咳而胸满，振寒，脉数，咽干不渴，时出浊唾腥臭，久久吐脓如米粥者，为肺痈，桔梗汤主之。

桔梗汤方

桔梗一两　甘草二两

上二味，以水三升，煮取一升，分温再服，则吐脓血也。

此正治肺痈方也。惜桔梗已绝种，市中以他药代之，故亦屡用不效。不若多用薏苡仁，勿炒，连根煎汤，常服尤妙。

肺痿，吐涎沫而不咳者，其人不渴，必遗尿，小便数。所以然者，以上虚不能制下故也。此为肺中冷，必眩，多涎唾，甘草干姜汤以温之。若服汤已，渴者，属消渴疑有讹。

甘草干姜汤方

甘草四两，炙　干姜二两，炮

上㕮咀，以水三升，煮取一升五合，去滓，分温再服。

上气病

气有上而不下也，今名喘哮病。发则胸满，喘急不得卧，身振振动，甚则头汗，肢冷，只候痰涎吐出，立愈，如无病者。此由痰涎塞住肺小管，吸下部气直奔而上，譬如吸水竹管闭了上口小眼，水气奔上，一开小眼，水气下而归原，故方中多泄肺涤痰之药。

咳而上气，喉中水鸡声，田鸡叫也。射干麻黄汤主之。

射干麻黄汤方

射干三两　麻黄　生姜各四两　款冬花　细辛　紫菀各一两① 五味子　半夏各半升　大枣七枚

上九味，以水一斗三升，先煮麻黄两沸，去上沫，内诸药，煮取三升，分温三服。

此条寒痰塞肺。市医但知苏子等治气，不知用射、菀、麻等通肺管，不读书之咎。

火逆上气，咽喉不利。上条有声，此条咽不下，吐不出。止逆下气者，麦门冬汤主之。

麦门冬汤方

麦门冬七升　半夏一升　甘草二两　人参三两　粳米三合　大枣十二枚

上六味，以水一斗二升，煮取六升，温服一升，日三夜一服。

此火邪烁津，燥痰阻肺管之上气也，不用知、贝，而用参、夏，市医那得知其故。

咳逆上气，时时唾浊，但坐不得眠，浊痰结在胃脘胸膈之上气也。皂荚丸主之。

皂荚丸方

皂荚杂货店买，肉厚者去子膜，炙，药店皂角刺服之伤肺害人。刮去皮，用酥炙，八两

上一味，末之，蜜丸梧子大，以枣膏和汤，服三丸，日三夜一服。

---

① 一两：《仲景全书》、《金鉴》作“三两”。

此丸若上焦有宿垢，均可服一二丸，勿多，但必自己制造，不可信药店。

上气，面浮肿，肩息，其脉浮大不治。气上竭者死。又加利尤甚。气下脱者死。

文此条令人每日服金匮肾气丸，每服七粒，日三服。

又临卧及早起手心擦足心。

咳而上气，此为肺胀，其人喘，目如脱状，脉浮大者，越婢加半夏汤主之。

越婢加半夏汤方

于越婢汤内加半夏半升，去渣，分温三服。

圣人治肺实，专赖麻黄。市医恐人不敢服，代以贝、杏、前、蛤、黛，当时小愈，日后不除根，再发。

上气，喘而躁者，属肺胀，欲作风水，发汗则愈。

肺胀，咳而上气，烦躁而喘，脉浮者，心下有水，小青龙加石膏汤主之。

小青龙加石膏汤方

于小青龙汤内加石膏二两

上九味，以水一斗，先煮麻黄，去上沫，内诸药，煮取三升。强人服一升，羸者减之二三服，小儿服四合。二三，少少缓服者，恐药物助水气也，处处有深意可味。

咳而脉浮者，厚朴麻黄汤主之。脉沉者，泽漆汤主之。

厚朴麻黄汤方

厚朴五两　麻黄四两　干姜　细辛各二两　杏仁　半夏　五味子各半升　小麦一升　石膏如鸡子大

上九味，以水一斗二升，先煮小麦熟，去渣，内诸药，煮取三升，温服一升，日三服。

泽漆汤方

半夏半升　紫参一作紫茹。不知何物。五两　泽漆三升，以东流水五斗，煮取一斗五升，泽漆，《纲目》名猫儿眼睛，苦寒，中有白汁，又治水虫脚气。　人参　生姜　黄芩　白前白前，似牛膝，坚直易断，辛苦寒，降气，治肺气壅实，去头须，甘草浸，焙用。若柔软弯者，名白薇，主治异。各五两　甘草　桂枝各三两

上九味，㕮咀，内泽漆汁中，煮取五升，温服五合，至夜尽。

奔豚气病脉证治第八

师曰：病有奔豚，有吐脓，有惊怖，有火邪，此四部病，皆从惊发得之。

师曰：奔豚病，从少腹起，上冲咽喉，发作欲死，复还止，皆从惊恐得之。

惊，先不自知也，突如其来，故伤心。恐，先自知也，防其再至，故伤肾。

发汗后，烧针令其汗，针处被寒，核起而赤者，必发奔豚，气从少腹上至心，灸其核上各一壮，与桂枝加桂汤主之。

桂枝加桂汤方

桂枝五两　甘草二两，炙　芍药　生姜各三两　大枣十二枚

上五味，以水七升，微火煮取三升，去滓，温服一升。

甘、桂补心阳，枣扶脾，用芍稳肝，肾气不上冲心矣。

文按：此治心因汗，虚其阳，致肾气上凌也。

奔豚，气上冲胸，腹痛，往来寒热，奔豚汤主之。

奔豚汤方

甘草　芎䓖　当归　黄芩　芍药各二两　生葛五两　生姜

半夏各四两　甘李根白皮一升，甘李白皮极少，托果花匠觅之。

上九味，以水二斗，煮取五升，温服一升，日三夜一服。惊恐，气血必乱，故用芎、归、芩、芍。

文按：此调气血，平肝阳。

吐　脓

夫呕家有痈脓，不可治呕，脓尽自愈。

大约胃痈已溃者，只要饮食尚可，本不必治，错简在第十七《呕吐哕篇》，文订正。

惊　怖

骤然一喊，定神，默念"魂来"。又叫喜法：夜半焚甲马①，叫名字四十九声归来罢。治惊妙法。

寸口脉动而弱，动即为惊，弱即为悸。有证无方，错简在第十二《吐衄篇》。

心下悸者，心膈间有水，心火畏而悸也。半夏麻黄丸主之。

半夏麻黄丸方

半夏洗　麻黄等分

上二味，末之，炼蜜和丸，小豆大，饮服三丸，日三服。

错简在第十二《下血胸满瘀血篇》，半夏漂透，重重姜汁制七次。

火　邪

火邪者，桂枝去芍药加蜀漆牡蛎龙骨救逆汤主之。此错简在第十二《下血瘀血篇》。

以上三部病，散乱在诸篇中，断简残编，故方论不甚明。然细审大意，三部病治法亦可略见一斑，为亿万世法，故均录而读之，用以质诸后圣。

---

① 甲马：迷信者所画的神符。

胸痹心痛短气病脉证治第九

师曰：夫脉当取太过不及，阳寸微阴尺弦，即胸痹而痛。所以然者，责其极虚也。阳虚于上。今阳虚知在上焦，所以胸痹心痛者，以其阴弦故也。阴盛于下。

平人无寒热，短气不足以息者，实也。痰饮阻塞正气。

胸痹之病，喘息咳唾，胸背痛，短气，寸口脉沉而迟，关上小紧数，栝蒌薤白白酒汤主之。

栝蒌薤白白酒汤方

栝蒌实今全瓜蒌一枚，捣　薤白半斤　白酒今白酒酿露所做七升

上三味，同煮取二升，分温再服。

薤白，辛温行阳气。栝楼，涤胸膈浊气。

胸痹，不得卧，心痛彻背者，栝蒌薤白半夏汤主之。二条为上条“实也”出证治。

栝蒌薤白半夏汤方

栝蒌实一枚，捣　薤白三两　半夏半升　白酒不用水，避弦脉也。一斗

上四味，同煮，取四升，温服一升，日三服。

心痛彻背。彻，穿也。背痛彻心，乌头赤石脂丸主之。

乌头赤石脂丸方

蜀椒去目　干姜　赤石脂各一两　乌头炮　附子炮，各半两，一法各一分。

上五味，末之，蜜丸如桐子大。先食空心也。服一丸，日三服。不知，稍加服。

心阳虚极，阴邪得直犯中宫，今名真心痛。不急治，手足冷过节而死。故用大热药，加石脂固护心阳，每服只一丸者。此证犹突来刺客，只须一员健将擒之，无扰及四方。仲景用毒药只少许。

胸痹，缓急者，薏苡附子散主之。

薏苡附子散方

薏苡仁十五两　大附子十枚，炮

上二味，杵为散，服方寸匕，日三服。

此方煎服尤妙，治胸中有寒饮、宿积作痛者，神丹也。

胸痹，胸中气塞，短气，茯苓杏仁甘草汤主之，橘枳姜汤亦主之。

杏降气，橘枳行气，姜苓治水，治胸中气塞方也。市医香附、沉香、郁金等泄真气，久服成肿。

茯苓杏仁甘草汤方

茯苓三两　杏仁五十个　甘草一两

上三味，以水一斗，煮取五升，温服一升，日三服。不差，更服。

橘皮枳实生姜汤方

橘皮一斤　生姜半斤　枳实三两

上三味，以水五升，煮取二升，分温再服。

胸痹，心中痞气，气结在胸，胸满，胁下逆抢心，枳实薤白桂枝汤主之，人参汤亦主之。

枳实薤白桂枝汤方

枳实四枚　栝蒌实一枚，捣　薤白半斤　桂枝一两　厚朴四两

上五味，以水五升，先煮枳实、厚朴，取三升，去滓，内诸药，煮数沸，分温三服。煎法宜细玩。

此方治今之两胁撑紧，俗名肝气病者。

人参汤方

人参　甘草　干姜　白术各二两①

---

① 二两：《仲景全书》、《金鉴》作“三两”。

胸满，治以人参理中，市医必咋舌，不知医理也。文求后圣细参得其理，定必拍案大叫，千古神圣未有能再如仲景者也。

上四味，以水八升，煮取三升，温服一升，日三服。

心中痞，诸逆，心悬痛，桂枝生姜枳实汤主之。

桂枝生姜枳实汤方

桂枝　生姜各三两　枳实五枚

上三味，以水六升，煮取三升，分温三服。

文按：以上诸证今人名心痛，分九种，又名肝气。加呕者，名胃气。市医治法，香燥破气消食而已。初治其效，久则愈发愈勤，愈勤则愈剧，甚则腹满，足肿，妇人则面浮，去死不远矣。初不知病根皆由阳微阴弦，心阳弱，火不生土，水气无制之故也。圣人按病之虚实出方，各极其妙。文亲验不少，尤妙在人参汤一方，专以理中温脾，有此等病者，未发作时，可以常服此方。呕加半夏、生姜，心痛加薏苡仁、附子，均凉之，匀三五缓服。平日熟读此章，参究精义。忌食米粉做的点心，糯米尤忌，菱肉切忌勿食。如是，虽不能除根，必可少发，即发亦不为大患。

然而信古者无其人矣。

腹满寒疝宿食病脉证治第十

趺阳脉微弦，法当腹满，不满者必便难，小便赤而涩也。两胠疼痛，此虚寒从下上也，当与温药服之。

春末秋初，每每两足疼重，余服重姜枣汤，辛出小汗，必五六服，小便利，愈。不愈，更服。

腹满时减，复如故，此为寒，当与温药。厚朴生姜甘草半夏人参汤胃虚。主之。

腹满不减，减不足言，当须下之，宜大承气汤胃实。

病者腹满，按之不痛为虚，痛者为实，可下之。舌黄未下者，下之黄自去。舌黄胃浊也，厚朴最下舌黄。

病者痿黄，躁而不渴，胃中寒实而利不止者，死。

痿，灰暗也，乃水克火，甚者舌黑如漆，急进理中、四逆辈可救。若误下之，必死。

夫病①人，绕脐痛，必有风冷，谷气不行，而反下之，其气必冲。不冲者，心下则痞。

寸口脉弦者，即胁下拘急而痛，其人啬啬恶寒也。

夫中寒家，喜欠，其人清涕出，发热色和者，善嚏阳得泄也。

中寒，其人下利，以里虚也，欲嚏不能，不得泄。此人肚中寒。

腹中寒气，雷鸣切痛，胸胁逆满，呕吐，附子粳米汤主之。

此总括上四条，详申其证，出其治也，要以胜寒气，和内外为主，举一隅耳。

附子粳米汤方

附子一枚，炮　大枣十枚　半夏　粳米各半升　甘草一两

上五味，以水八升，煮米熟汤成，去滓，温服一升，日三服。

《本草》附夏反，然时医亦并用无害，《本草》之误也。

心胸中大寒痛，呕不能饮食，腹中寒，上冲皮起，出现有头足，上下痛不可触近，大建中汤主之。

大建中汤方

蜀椒二合，去汗（焙）　干姜四两　人参二两

上三味，以水四升，煮取二升，去滓，内胶饴一升，微火

① 病：《仲景全书》、《金鉴》作“瘦”。

煎取一升半，分温再服。如一炊顷，可饮粥二升，后更服，当一日食糜，烂薄粥也。温覆之。

痛而闭者，厚朴三物汤主之。

厚朴三物汤方

厚朴八两　大黄四两　枳实五枚

上三味，以水一斗二升，先煮二味，取五升，内大黄，煮取三升，大黄少煮，力锐，煮法宜玩。温服一升，以利为度。

猛药必少少缓进，得下即止服。

脉紧大而迟者，必心下坚，当下其寒。

脉大而紧者，阳中有阴，可下之。

胁下满痛，偏痛。发热，其脉紧弦，此寒也，宜温药下之，以大黄附子汤。

大黄附子汤方

大黄三两　附子三枚，炮　细辛二两

上三味，以水五升，煮取二升，分温三服。若强人煮取二升半，分温三服。服后如人行四五里，进一服。

病腹满，发热，十日，脉浮而数，饮食如故，厚朴七物汤主之。

厚朴七物汤方

厚朴半斤　甘草三两　生姜五两　大黄　桂枝各二两　枳实五枚　大枣十枚

上七味，以水一斗，煮取四升，温服八合，日三服。呕者加半夏五合，下利去大黄，寒多者加生姜至半斤。

按之心下满痛，有潮热①吴子补“有潮热”。者，此为实也。

---

① 有潮热：《仲景全书》无此三字。

当下之，宜大柴胡汤。

寒 疝

腹痛，脉弦而紧，弦则卫气不行，即恶寒，紧则不欲食，邪正相搏，即为寒疝。绕脐痛，若发则自汗[①]出，痛甚也。手足厥冷，大乌头煎主之。

乌头煎方

乌头大者五枚，熬，去皮，不㕮咀

上以水三升，煮取一升，去滓，内蜜二升，煎令水气尽，取二升。强人服七合，弱人服五合。不差，明日更服，不可一日再服。药毒，进之宜缓。

寒疝，腹中痛，及胁痛里急者，其脉沉紧者，当归生姜羊肉汤主之。

当归生姜羊肉汤方

当归三两　生姜五两　羊肉一斤

上三味，以水八升，煮取三升，温服七合，日三服。若寒多者，加生姜成一斤。痛多而呕者，加橘皮二两，白术一两。加生姜者亦加水五升，煮取三升二合，服之。

仲景煮药如烹调，水候、火候斟酌极尽善。

寒疝，腹中痛，逆冷，手足不仁，若身疼痛，灸刺、诸药不能治，乌头桂枝汤主之。

乌头桂枝汤方

乌头

上一味，以蜜二斤，煎减半，去滓，以桂枝汤五合解之。溶化之也。令得一升。初服二合，不知，即服三合。又不知，复

---

① 自汗：《仲景全书》作“白汗”，《金鉴》吴谦注作“自汗”。

加至五合。其知者，如醉状。外寒散，痛缓，人昏昏思欲睡也。得吐者，为中病。内寒得伸。

徐氏彬曰：此以七分治里，三分治表①。

文按：寒疝证，风寒必由脐眼径入中宫，所以夏日不可露脐于外。大人疝，小儿惊，多半由此。人惟顶心、脑后、脐眼、两膝，禁风冷。

宿 食

问曰：人病有宿食，何以别之？师曰：寸口脉浮而大，按之反涩，尺中亦大而涩，故知有宿食，大承气汤主之。

脉数而滑者，实也，此有宿食，下之愈，宜大承气汤。

下利不欲食者，有宿食也，当下之，宜大承气汤。

不欲食，非不能食也，乃胃中有物，故不思耳。此条用药最宜细心问审。

宿食在上脘，当吐之，宜瓜蒂散。

脉紧如转索无常者，有宿食也。气口紧，伤食。

脉紧，头痛者，风寒也。是风寒病也。腹痛者②。文补“痛者”二字。中有宿食不化也。

五脏风寒积聚病脉证并治第十一

肺中风者，口燥而喘，头运③而身重④，冒风而肿胀。

肺中寒，吐浊涕。宜甘草干姜汤。

---

① 徐氏彬曰：……治表：语出《医宗金鉴·金匮要略注·腹满塞疝宿食病脉证治》吴谦引许斌引文。

② 痛者：《仲景全书》无此两字。

③ 运：通“晕”。眩晕。《灵枢·经脉》：“五阴气俱绝，则目系转，转则目运”。

④ 头运而身重：《仲景全书》作“身运而重”，《金鉴》吴谦注同。

肺死脏，浮之虚，按之弱如葱叶，下无根者，死。

肝中风者，头目瞤，动也，两胁痛，行常伛，令人嗜甘。

肝中寒者，喜太息[①]，胸中痛，不得转侧，食则吐也[②]似宜当归四逆加姜萸。

肝死脏，浮之弱，按之如索不来，或曲如蛇行者，死。

肝着，其人常欲蹈其胸上，先未苦时，但欲饮热[③]。原文有“旋覆花汤主之”，删。

文按：即今之肝气病也，宜温经理气。

心中风者，翕翕发热，不能起，心中饥，食即呕吐。

此条文义不甚合，疑是错简，姑录之，以俟后圣。

心中寒者，其人苦病心如啖蒜状，剧者心痛彻背，背痛彻心，譬如蛊注。其脉浮者，自吐乃愈。宜干姜橘皮探吐。

心伤者，其人劳倦，即头面赤。今名火丹。而下重，心中痛而自烦，发热，阴虚内热，当脐跳，其脉沉，肾气凌心故脐跳、脉沉，宜常服桂枝、炙甘草、苓、术、参、归、芍、地、芪之类。此为心脏伤所致也。此真阴不足，而心阳虚极。邪哭使魂魄不安者，血气少也。血气少者，属于心。心生血。心气虚者，心阳虚，常服炙甘草汤，其人则畏，合目欲眠，梦远行而精神离散，魂魄妄行。阴气衰者为狂。狂，因瘀血、宿屎。若已攻下而不效，乃阴气虚，宜大补。阳气衰者为癫。癫，因思虑、境遇、惊恐，虚者多，文每用参、术、苓、草、姜、桂、菖蒲、远志、龙牡，久久丸服。近市医治癫狂辄曰“痰火”，而竹沥、珠、砞，日

---

① 喜太息：《仲景全书》此前有“两臂不举，舌本燥”，《金鉴》吴谦注无。

② 食则吐也：《仲景全书》此后有“而汗出”，《金鉴》吴谦注无。

③ 但欲热饮：《仲景全书》此后有“旋覆花汤主之”。

进亦无用，久服成呆。

心死脏，浮之实如丸豆，按之益躁疾者，死。

脾中风者，翕翕发热，形如醉人，腹中烦重，皮目瞤瞤①而短气。

脾死脏，浮之大坚，按之如覆杯，洁洁②状，空中无物。如摇者死。动则无根。

肾着之病，其人身体重，腰中冷，如坐水中，形如水状，反不渴，小便自利，水病，小便不利。饮食如故，病属下焦。身劳汗出，衣里冷湿，久久得之。腰以下冷痛，腰重如带五千钱，甘姜苓术汤主之。

甘草干姜茯苓白术汤方

甘草　白术各二两　干姜　茯苓各四两

上四味，以水五升，煮取三升，分温三服，腰中即温。

肾死脏，浮之坚，按之乱如转丸，益下入尺中者死。

问曰：三焦竭部，上焦竭善噫，何谓也？师曰：上焦受中焦气未和，不能消谷，故能噫耳。下焦竭，即遗溺尿失便屎，其气不和，不能自禁，制不须治，言不可用固涩药强治之。久则愈。言善自调摄，久则正气复，自可愈也。

师曰：热在上焦者，因咳为肺痿。热在中焦者，则为大便坚。热在下焦者，则尿血。滑石白鱼散。亦令淋秘不通。栝楼瞿麦丸。大肠有寒者，多鹜溏。有热者，便肠垢。小肠有寒者，其人下重便血。便血，余用姜、附、甘、芍、术、芪、桂，永不再发。有热者，必痔。痔不可治。治愈，三年人必死。

---

① 瞤瞤：眼皮或肌肉跳动。

② 洁洁：形容里面空无所有的样子。

痔无善治法，余大便毕，揩用软纸，顶肛门进去，吸气，少坐片刻。

现下痔竟有专科，绘图贴说，而除根者无其人。

问曰：病有积，有聚，有谷气，何谓也？师曰：积者，脏病也，终不移。聚者，腑病也，发作有时，展转痛移，为可治。谷气者，饮积，胁下痛也，文用柴胡、薏苡仁、茯苓、全瓜蒌、甘草、白芍，常以手摩之，乃煎服。胁下痛，按之则愈，复发为谷气。诸积大法：脉来细而附骨者，乃积也。寸口积在胸中。微出寸口，积在喉中。关上，积在脐旁。上关上，积在心下。微下关，积在少腹。尺中，积在气冲。脉出左，积在左。脉出右，积在右。脉两出，积在中央。各以其部处之。

积不出方，因所积无一定处也。且或因气血，或因痰涎，或因沉寒，或因宿热，亦不能执一也。圣人教人上、中、下、左、右，以脉认定其部位，治之神矣。文谓宜做小丸药，随津有意无意噙咽之。按脉得所积之部位，时复以针灸膏摩外治法消之。耐心一二年，勿间断，自然积去人安，而不伤脏气。

吐衄下血胸满瘀血病脉证治第十二

师曰：夫脉浮，目睛晕黄，衄未止。晕黄去，目睛慧了，知衄今止。衄，鼻血也。

又曰：从春至夏衄者，太阳。从秋至冬衄者，阳明。

尤氏怡曰：少阳脉不入鼻，故不主衄①。

文按：衄主二阳，故虽甚，可以不致命。

衄家不可汗，汗出必额上陷脉紧急，直视不能眴，不得眠。

---

① 尤氏怡曰……主衄：语出《医宗金鉴·金匮要略注·吐衄下血胸满瘀血病脉证治》吴谦引尤怡引文。

鼻血见红，即用纸团子紧塞鼻孔，要塞的紧而快，勿令流下。余素患此，故褡裢袋①内必带纸团子也。市医令人觅灯草、陈墨，非但塞不得紧则无用，耽搁时候，便塞不住也。有是证者，胃气必旺。故仲景但论禁忌，不出方药。市医耸人服苦寒伤胃气，面白骨立，成瘵而死。又倘出血过多，只可用参、芪、归、芍，甘。热多，少加黄芩。气虚，加炮姜大补气血。慎勿用他药，叩嘱。

吐 血

病人面无血色，无寒热，脉浮弦者，衄。脉沉弱，手按之绝者，下血。烦咳者，必吐血。

夫吐血，咳逆上气，其脉数而有热，不得卧者，死。

夫酒客咳者，必致吐血，此因极饮过度所致也。

亡血不可发其表，汗出即寒栗而振。血阴中之阳，汗出则更亡其阳。

文按：失血家，有大发热者，有潮热者，有畏寒者，皆阴阳暴脱也，姜、附、甘、芍大补之，切忌用他药。

吐血不止者，柏叶汤主之。

柏叶汤方

柏叶　干姜各三两　艾此止胃寒脱血三把

上三味，以水五升，取马通汁一升，合煮，取一升，分温再服。

程氏林曰：白马尿②。文按：有以马屎汁者，误。近以童子小便代之，亦可。

---

① 褡裢带：一种中间开口，两端装东西的口袋，大的可以搭在肩上，小的可以挂在腰带上。

② 白马尿：语出《医宗金鉴·金匮要略注·吐衄下血胸满瘀血病脉证治》吴谦引程林引文，原文作“马通者，白马尿也”。

心气有余①。原文“不足”。吐血，衄血，泻心汤主之。

泻心汤方

大黄二两　黄连　黄芩各一两。此止心热血冒。

上三味，以水三升，煮取一升，顿服之。

吐血只此二方，余总以不服药，静心养性为上著。今人以藕汁、陈墨等强止之，瘀血留脏腑，逢节气或劳倦时，愈时发成痨瘵。更加川贝等肺家药，血丝缠肺成咳喘。

又若少年用力，或跌扑伤，亦致吐血，急进热人尿、桃仁、红花、怀牛膝，于痛处手常自己揉摩。

又误吃半贝丸，宋制、戈制、京制、青盐半夏而吐血者，童子小便，日一盏，可解毒。

瘀　血

病人胸满，唇痿舌青，口燥，但欲漱水不欲咽。热在血分。无寒热，脉微大来迟，腹不满，其人言我满，为有瘀血。

病者如热状，烦满，口干燥而渴，其脉反无热，此为阴伏，是瘀血也，当下之。宜抵挡桃仁。

下　血

下血，先便后血，此远血也，血在肝肾，来路远，脏气虚寒，气不摄血也。黄土汤主之。

下血，先血后便，此近血也，赤小豆当归散主之。乃今之血痔肠风，血在肛门，大肠，胃，来路近，亦可用当归、荆芥、苦参、地榆、棕炭，祛风止血。

黄土汤方

甘草　干地黄　白术　附子炮　阿胶　黄芩各三两　灶中黄

① 有余：《仲景全书》作“不足”。

土半斤

上七味，以水八升，煮取三升，分温二服。

文加炮姜、当归、大白芍，去黄芩，以黄土煎，澄清之，代水煮药。

痰饮咳嗽病脉证并治第十三

夫病人饮水多，必暴喘满。凡食少饮多，水停心下，甚者则悸，微者短气。

先渴后呕，为水停心下，此属饮家，小半夏茯苓汤主之。

小半夏加茯苓汤方

半夏一升　生姜半斤　茯苓三两

上三味，以水七升，煮取一升五合，分温再服。

呕家本渴，渴者为欲解。今反不渴，心下有支饮故也，小半夏汤主之。

小半夏汤方

半夏一升　生姜半斤

上二味，以水七升，煮取一升半，分温再服。

卒呕吐，心下痞，膈间有水，眩悸者，半夏加茯苓汤主之。

假令病人①，脐下有悸，吐涎沫而癫眩，今之吐清水，头眩。此水也，五苓散主之。

夫短气有微饮，当从小便去之，苓桂术甘汤主之。肾气丸亦主之。

夫心下有留饮，其人背寒冷如手大。

① 病人：《仲景全书》作“瘦人”，《金鉴》吴谦注作“病人”。

胁间有留饮者，胁下痛引缺盆，咳嗽则转甚。背心贴余大悲膏一个月。

胸中有留饮，其人短气而喘①，身体有寒饮。四肢历节痛②。

膈上病痰饮，喘，咳吐，经脉有寒饮。发则寒热，太阳，利水药解表。背痛，腰疼，目泣自出，流眼泪。其人振振身瞤痰在络。筋惕肉瞤。剧，必有伏饮。藜芦可吐。

风与水无处不能到，故随所至而见证焉。文补三句句读。

脉浮而细滑，伤饮。

李氏彣曰：饮，脉沉，今反浮，水在肺也③。

文按：宜麻黄、杏仁、薏苡仁。

脉沉者，有留饮。

病者脉伏，其人欲自利，利反快，反觉适意爽快。此为留饮欲去切不必药。故也。遵吴子订正④。虽利，心下续坚满，甘遂半夏汤主之。

甘遂半夏汤方

甘遂大者，三枚　半夏十二枚，以水一升，煮取半升，去渣，二味少煮一升水　芍药五枚　甘草如指大一枚，炙

上二味，以水二升，煮取半升，多煮一升，去渣，以蜜半升，和药汁煎取八合。蜜和汁一升半煎至八合，只剩蜜矣。用毒何等心思？顿服之。

四味相反，而均囫囵煎，但得其气也。煎之只剩蜜服，何毒之有

---

① 喘：《仲景全书》作“渴”，《金鉴》吴谦注作“喘”。

② 四肢历节痛：《仲景全书》下有“脉沉者，有留饮”，《金鉴》吴谦注删。

③ 饮脉沉今反浮水在肺也：语出《医宗金鉴·金匮要略注·痰饮咳嗽病脉证治》吴谦引李彣注文。

④ 遵吴子订正：据《金鉴》吴谦注同。

哉？治水非毒不可。余未敢用者，恐人煎之不如法也。

问曰：夫饮有四，何谓也？师曰：有痰饮，有悬饮，有溢饮，有支饮。问曰：四饮何以为异？师曰：其人素盛今瘦，水走肠间，沥沥有声，谓之痰饮。饮水后流在胁下，咳吐引痛，谓之悬饮。饮水流行，归于四肢，当汗出而不汗出，不知发汗，反遏之也。身体疼重，谓之溢饮。咳逆倚息，气短，不得卧，其形如肿，谓之支饮。

水在心，心下坚筑，短气，恶水不欲饮。

水在肺，吐涎沫，欲饮水。

水在脾，少气身重。

水在肝，胁下支满，嚏而痛。

水在肾，心“心”当做“脐”。下悸。

支饮胸满者，厚朴大黄汤主之。

厚朴大黄汤方

厚朴一尺　大黄六两　枳实四枚

上三味，以水五升，煮取二升，分温再服。

心下有痰饮，胸胁支满，目眩，苓桂术甘汤主之。

腹满，口舌干燥，此肠间有水气，已椒苈黄丸主之。

防已椒目葶苈大黄丸方

防已　椒目　葶苈熬　大黄各一两

上四味，末之，蜜丸如梧子大，先食饮服一丸。猛药用丸，只一丸缓进，胆大心细。日三服，稍增，口中有津液。渴者加芒硝。似有阙文。半两。

脉沉而弦者，悬饮内痛。

病悬饮者，十枣汤主之。

病溢饮者，当发其汗，大青龙汤主之。小青龙汤亦主之。

肺饮不弦，弦，悬饮肝脉。但苦喘短气。

支饮亦喘而不能卧，加短气，其脉平也。

支饮不得息，葶苈大枣泻肺汤主之。此方错简在肺痈内，二千余年诸名医未订正。

文按：饮，肺实，故宜泻。痈，肺伤，不可攻。

膈间支饮，其人喘满，心下痞坚，面色黧黑，其脉沉紧，得之数十日，医吐下之不愈，木防己汤主之。虚者即愈。实者三日复发，复与。复与木防己汤也。不愈者，宜木防己汤去石膏加茯苓芒硝汤主之。

木防己汤方

木防己近分木己、汉己，不知何己佳。三两　桂枝二两　人参四两　石膏丸[①]大，十二枚

上四味，以水六升，煮取二升，分温再服。

木防己加茯苓芒硝汤方

木防己三两[②]　芒硝三合　桂枝二两　人参　茯苓各四两

上四味，以水六升，煮取二升，去滓，内芒硝，再微煎，分温再服，微利则愈。

心下有支饮，其人苦冒眩，泽泻汤主之。

泽泻汤方

泽泻五两　白术二两

上二味，以水二升，煮取一升，分温再服。

病痰饮者，当以温药和之。如苓、桂、姜、夏之类。

文按：总括治法，要言不烦。

---

① 丸：《仲景全书》、《金鉴》作“鸡子”。

② 三两：《仲景全书》、《金鉴》作“二两”。

咳　嗽

夫原“大”字。有支饮家，咳烦，胸中痛者，若不卒死，至一百日或一岁，宜十枣汤。

咳家，其脉弦，为有水，十枣汤主之。

脉双弦者，寒也，皆大下后里虚。弦有虚候，犹之亡津液，脉反紧。脉偏弦者，饮也。以双偏分寒饮。

脉弦迟，原“数”字。有寒饮，冬夏难治。冬，阴极于外。夏，阴极于内。

久咳数岁，其脉弱者，可治。实大数者，死。其脉虚者，必苦冒。其人本有支饮在胸中故也，治属饮家。言宜苓桂术甘姜辛等温中治虚，治饮，不必治其咳逆也。

咳逆倚息不得卧，近世甚多，市医用贝、杏、前、荚、菀诸肺药，当时小差，毕世不除根。岂知沉寒结在关元，非姜辛等不能温之。小青龙汤主之。

青龙汤汗已，多唾，口燥。寒凝虽化，尚不能化津液。寸脉沉，尺脉微，手足厥逆，气从少腹上冲胸咽。下寒欲散，攻肾气上凌。手足痹，其面翕热如醉状，因复下流阴股，关元结寒欲解，阳气下流。小便难，时冒复者，与茯苓桂枝五味甘草汤，治其气冲。

冲气即低，低，不至胸咽耳，桂苓伐肾，味甘和肝脾故也。而反更咳，胸满者，沉寒欲散，得上行于心肺。用苓桂五味甘草汤去桂，加干姜、细辛，以治其咳满。

咳满即止，再用姜辛荡尽从下上之寒气。而更复渴，冲气复发者，以细辛、干姜为热药也。服之当遂渴，而渴反止者，寒冰得热，化生津液。反复详论，示人审病之变幻也。为支饮也。心下有水。支饮者，法当冒，冒者必呕，呕者复内半夏，以去其水，茯苓桂枝五味甘草汤去甘草、桂枝，加细辛、干姜、半夏主之。水去呕止，其人形肿者，加杏仁主之。肿，肺气不利矣，方始用杏仁降之，润之也。其证应内麻黄，以其人遂痹，故不内之。若逆而内之者，必厥。所以然者，以其人血虚，麻黄发其阳故也。阳，津液也。凝寒初解，津液未复，血必虚故也。若面热如醉，此为胃热上冲熏其面，加大黄以利之。姜、辛、夏、桂，胃受之，不能无热利去之。

文按：此圣人以小青龙汤一方，随证详审加减，治“痰饮咳嗽”以教人也。有此等病者，能熟读细玩此篇，可以不被贝、杏、桑、杷、沉等药成痨瘵，死不知其毒。

苓桂五味甘草汤方

茯苓　桂枝各四两，去皮　甘草三两，炙　五味子半升

上四味，以水八升，煮取三升，去滓，分温三服。

苓甘五味姜辛汤方

茯苓四两　甘草　干姜　细辛各三两　五味子半升

上五味，以水八升，煮取三升，去滓，温服半升，日三服。

苓桂五味甘草去甘草去桂加干姜细辛半夏汤方

茯苓四两　细辛　干姜各二两　半夏　五味子各半升

上五味，以水八升，煮取三升，去滓，温服半升，日三服。

苓甘五味加姜辛半杏大黄汤方

茯苓四两　半夏　五味子　杏仁去皮尖，各半升　甘草　干姜　细辛各三两　大黄二两

上八味，以水一斗，煮取三升，去滓，温服半升，日三服。

姜、辛，近咳家均不敢服。文熬作膏药，名大悲膏，贴肺俞穴，及腰脊正中命门穴，及脐眼下三寸丹田穴三处，十四日愈，神方也。又切忌加麝香，切忌！

消渴小便数不[①]利淋病脉证并治第十四

文补“数”“不”两字

趺阳脉浮而数，浮即为气，数即消谷而大便[②]坚。“便”字补。气盛则溲数，溲数即坚，坚数相搏，即为消渴。

趺阳脉数，胃中有热。四字病根，似可常吃甜水梨、柿霜、花粉、芦根等甘寒。又有生虫者，宜使君子、囫囵花椒吞之。即消谷引食，大便必坚，小便即数。消渴有证无方，必有阙文。

男子消渴，小便反多，以饮一斗，小便一斗，肾气丸主之。

沈氏明宗曰：男子，指房劳伤肾者言[③]。

脉浮，小便不利，微热，消渴者，宜利小便发汗，五苓散主之。

脉浮，发热，渴欲饮水，小便不利者，猪苓汤主之。

吴子曰：文同义异，五苓发汗为主，猪苓滋干为主。仲景于言外寓意处极多[④]。

---

① 数不：《仲景全书》无此二字。

② 便：《仲景全书》无此字。

③ 沈氏明宗曰……者言：语出《医宗金鉴·金匮要略注·消渴小便利淋病脉证并治》吴谦引沈明宗注文。沈明宗：字目南，号秋湄，清代著名医家。精研仲景之学，著有《伤寒六经辨证治法》八卷，体例从喻嘉言氏，而突出六经主病，颇多创见。

④ 吴子曰文同……极多：语出《医宗金鉴·金匮要略注·消渴小便利淋病脉证并治》吴谦注。

渴欲饮水，口干，舌燥者，白虎加人参汤主之。

渴欲饮水，水入则吐者名曰水逆，五苓散主之。

渴欲饮水不止者，文蛤散主之。

小便不利者，有水气，其人若渴，栝蒌瞿麦丸主之。

栝蒌瞿麦丸方

栝蒌根二两　茯苓　薯蓣今名山药。各三两　瞿麦一两　附子一枚，炮

上五味，末之，炼蜜丸梧子大，饮服三丸，日三服。不知，增至七八丸，以小便利，腹中温为知。

火聚上，故渴。寒结下，不利。花粉解渴，附子温下，然后苓、瞿得通水道。尤妙在每服只三丸，渐增，以知为度。岂若市医萹蓄、瞿麦、琥珀、蟋蟀、赤苓、泽泻煎汤，猛力攻击，非玉关不闭，即点滴不通而死。

文按：小便赤涩乃膀胱寒湿侵之，非火也，浓煎辛姜枣汤，连服五六服愈。

又肾气丸主小便不通，效。

小便不利，蒲灰散主之。滑石白鱼散，茯苓戎盐汤并主之。

蒲灰散方

蒲灰七分　滑石三分

上二味，杵为散，饮服半钱匕，日三服。

滑石白鱼散方

滑石二分　乱发三分，烧　白鱼二分

上三味，杵为散，饮服半钱匕，日三服。用发灰通瘀血，大约血胞碍及尿胞，今之尿硬病，血淋病也。男子有之少，妇人最多。文加五灵脂、蒲黄、牛膝、甘草每服三丸，日三服，服时以手摩少腹上。

茯苓戎盐汤方

茯苓半斤　白术二两　戎盐今淮上砂子盐，非药店熬青盐。弹丸

大一枚

上三味，以水五升，煮取三升，分温三服。

文：夏秋暑热，有时小便不利，服冷盐汤，愈。

淋之为病，小便如粟状，少腹弦急，痛引脐中。今名砂淋。

淋家不可发汗，发汗则必便血。

淋有证无方者，治见于小便不利中也。后人不知其故，纷纷聚讼①。膏血砂石五淋，多著成方，效者甚少。

又近有花街沾染，忍精者，药用妇人前后裤子裆或月经布，烧灰常服，日三服。

水气病脉证并治第十五

脉得诸沉者，当责有水，身体肿重。

水病脉出者，死。

问曰：病下利，后渴欲饮水，小便不利，腹满，阴肿者，何也？答曰：此法当病水，若小便自利及汗出者，自当愈。

腹满阴肿，俗名河白病。太湖边有河白水草②，药店有买，煎水约半斤，置大木盆内，人坐药水中，四围遮单被，令大汗出。若欲小便，即溺其中，禁风寒。初起者，神效。久病，吃市医五皮饮者，死，不治，不能过三年。

又有刺脐眼放水，忌净盐一百廿日，当时可瘥，日后复发。三收三放，不出一年死。文用车前草，连根叶，多多益善，浓煎代茶。若单用子则无用。虚者，肾气丸廿一粒同服，日三服。鸦片烟清膏无灰者，间日吸绿豆大，小口一二口，勿多吸，上了瘾便无用。计一百日，渐渐平复者，可不再发。曾愈多人，幸勿泛

① 聚讼：众说纷纭，久无定论。

② 河白水草：即河白草。性酸、平，味苦；归肺经，小肠经；具有清热解毒，利湿消肿，散瘀止血功效。

视，叩嘱。

夫水病人，目下有卧蚕，俗名眼袋，而目鲜泽，脉伏，其人消渴。

师曰：诸有水者，腰以下肿，当利小便。腰以上肿，当发汗乃愈。

治水总诀。

病水，腹大，小便不利，其脉沉绝者，有水，可下之。宜十枣汤。

里水，一身面目黄肿，其脉沉，小便不利，故令病水。假令小便自利，此亡津液，故令渴也。

心下坚，大如盘，边如旋盘，水饮所作，枳实白术汤主之。

枳实白术汤方

枳实七枚　白术二两

上二味，以水五升，煮取三升，分温三服。腹中软即当散也。

趺阳脉当伏，今反紧，本自有寒疝瘕，腹中痛，宜急温之。医反下之，下之即胸满短气。成结胸，剧者，死。趺阳脉当伏，今反数，本自有热，消谷，小便数，今反不利，此欲作水。

四个“反”字，即知变所缘诊法也。

肝水者，其腹大，不能自转侧，胁下腹痛，时时津液微生，口中多涎，小便续通。似宜柴、桂、姜、术、苓、芍、牡、泽，引经行水。

心水者，其身重而少气，不得卧，烦而躁。似宜枳、术、苓、夏、姜、附、薏之类。

脾水者，其腹大，四肢苦重，津液不生，但苦少气，则小

便难。似宜苓、桂、姜、枣，浓煎。

肺水者，其身肿，小便难，时时鸭溏。大便溏也，似宜甘姜汤下五苓散。

肾水者，其腹大脐肿，腰痛，不得溺，阴下湿如牛鼻上汗，其足逆冷，面反瘦，其人阴肿①。似宜河白水草熨洗，内服车前草代茶。

师曰：寸口脉沉而迟，沉则为水，迟则为寒，寒水相搏，趺阳脉伏，水谷不化，脾气衰则鹜溏，胃气衰则身肿。少阳脉卑，少阴脉细，男子则小便不利，妇人则经水不通。经为血，血不利则为水，名曰血分。

此言脾胃气弱，不能转运营卫而为水，起下文"大气一转"出治法也，但必有阙文。

师曰：寸口脉迟而涩，迟则为寒，涩为血不足。趺阳脉微而迟，微则为气，卫气。**迟则为寒，寒气相搏，气血不足，则手足逆冷。手足逆冷，则荣卫不利。荣卫不利，则腹满肠鸣相逐，气转膀胱，荣卫俱劳**。劳，伤也。**阳气不通，即身冷。阴气不通，即骨疼。阳气前通则恶寒，阴气前通则痹不仁。阴阳相得，其气乃行，大气一转，其气乃散**。治水病之根也。**实则失气，虚则遗溺，名曰气分**。文气不顺，必有阙文。**桂枝去芍药加麻黄附子细辛汤主之**。

大气根于少阴两肾之间，而行于太阳膀胱之络，故专用二经药。芍药酸寒，碍气之旋转，故去之也。

桂枝去芍药加麻黄附子细辛汤方

桂枝　生姜各三两　甘草　麻黄　细辛各二两　附子一枚，炮

① 其人阴肿：《仲景全书》无此四字，《金鉴》吴谦注补。

大枣十二枚

上七味，以水七升，煮麻黄，去上沫，内诸药，煮取二升，分温三服。当汗出，如虫行皮中，即愈。

师曰：病有风水，有皮水，有正水，有石水，有黄汗。黄汗，虽亦水气，而治法迥别，故另分一条，醒目。风水，其脉自浮，外证骨节疼痛，恶风。皮水，其脉亦浮，外证胕肿，按之没指，不恶风，其腹如鼓，口袋也。不渴，当发其汗。正水，其脉沉迟，外证自喘。石水，其脉自沉，外证腹满不喘。黄汗，其脉沉迟，身发热，胸满，四肢头面肿，久不愈，必致痈脓。

程氏知曰：风水、皮水属表，以恶风、不恶风分虚实。正水、石水属里，以喘、不喘分上下。简而明甚①。

脉浮而洪，浮则为风，洪则为气。风气相搏，风强则为隐疹，身体为痒，痒为泄风，久为痂癞，风强者不病水、疹。气强则为水，难以俯仰。风气相击，风气同等，身体浮②肿，汗出乃愈。实宜发汗。恶风则虚，虚加附子。此为风水。不恶风者，小便通利，上焦有寒，其口多涎，口中拌清水，宜干姜、甘草、半夏。此为正水③。

此下有“寸口脉沉滑者，中有水气，面目肿大，有热，名曰风水。视人之目窠上微拥，如蚕新卧起状，其颈脉动，时时咳，按其手足上，陷而不起者，风水。”“风水，脉浮身重，汗出恶风者，防己黄芪汤主之。腹痛者加芍药。方见湿病中。”讹文讹方也，后人毁圣人

① 程氏知曰……明甚：语出《医宗金鉴·金匮要略注·水气病脉证并治》吴谦引程知注文。

② 浮：《仲景全书》作“洪”，《金鉴》吴谦注同。

③ 正水：《仲景全书》、《金鉴》作“黄汗”。

而妄作，遗毒后世。

太阳病，脉浮而紧，法当骨节疼痛，反不疼，身体反重而酸，其人不渴，汗出即愈，此为风水。恶寒者，此为极虚，既非伤寒，并非风水了，乃汗多表虚，宜甘、附、芍。发汗得之。渴而不恶寒者，此为皮水。身肿而冷，状如周痹，水气实于皮毛，故身冷，麻木而反不恶寒。胸中窒，不能食，反聚痛，暮躁不得眠，此为黄汗，痛在骨节。咳而喘，不渴者，此为肺①胀，原"脾"字。其状如肿，发汗即愈。甘草麻黄汤。然诸病此者，渴而下利，小便数者，皆不可发汗。

亡津液者不可泥发汗之说也，仲景教人不事固执。

风水恶风，一身悉肿，脉浮不渴，续自汗出，无大热，越婢汤主之。恶风者，加附子一枚，炮。

皮水为病，四肢肿，水气在皮肤中，四肢聂聂动②者，防己茯苓汤主之。

防己茯苓汤方

防己　黄芪　甘草　桂枝各三两　茯苓六两

上五味，以水六升，煮取二升，分温三服。

皮③水，越婢加术汤主之。甘草麻黄汤亦主之。

上条有汗，故实表。此条无汗，故攻表。

越婢加术汤方

于越婢汤中加白术四两。

甘草麻黄汤方

甘草二两　麻黄四两

---

① 肺：《仲景全书》作"脾"。

② 聂聂动：形容其动而轻微。

③ 皮：《仲景全书》作"里"，《金鉴》吴谦注同。

上二味，以水五升，先煮麻黄，去上沫，内甘草，煮取三升，温服一升，重覆汗出。不汗，再服。慎风寒。

皮水①者，蒲灰散主之。

文按：蒲灰可以外敷，亦可化服。

水之为病，其脉沉小，属少阴。浮者为风，无水虚胀者为风②水，发其汗即已。脉沉者，宜麻黄附子汤。浮者，宜杏子汤。

麻黄附子汤方

麻黄三两　甘草二两　附子一枚，炮

上三味，以水七升，先煮麻黄，去上沫，内诸药，煮取二升半，温服八合，日三服。

沈氏明宗曰：麻黄、附子通阳开窍，治水妙剂③。

杏子汤方

麻黄四两　杏仁五十个　甘草二两，炙

上水七升，先煮麻黄，减二升，去上沫，内诸药，煮取三升，去滓，温服一升，得汗止服。

脉沉，少阴证，用附子。浮，肺气逆，用杏仁，二方诸水之关键。

黄汗于水气中另分出一条，醒目

问曰：黄汗之为病，身体肿，发热，汗出而渴，状如风水，汗沾衣，色正黄如药汁，风水，衣不黄。又黄汗，衣黄身不黄。黄疸，身黄衣不黄为异。脉自沉，何从得为之？师曰：以汗出入水

---

① 皮水：《仲景全书》此前有“厥而”二字，《金鉴》吴谦注无。

② 风：《仲景全书》作“气”，《金鉴》吴谦注作“风”。

③ 沈氏明宗曰……妙剂：语出《医宗金鉴·金匮要略注·水气病脉证并治》吴谦引沈明宗注文。

中浴，冷手巾揩汗，或者冷湿衣，往往有此。水从汗孔入得之，宜黄芪芍药桂枝苦酒汤主之。

黄芪芍药桂枝苦酒汤方

黄芪五两　芍药　桂枝各三两

上三味，以苦酒一升，水七升相和，煮取三升，温服一升。当心烦，服至六七日乃解。若心烦不止者，以苦酒阻故也。苦酒，性退，自愈。

黄汗之病，两胫自冷，此条仲景以历节汗、阳虚汗、血虚汗、亡阳汗诸汗证，辨明黄汗证也。吴子阙而不释。文诵读有年，强释为后世治汗法程①。假令发热，此属历节，非黄汗也。食已汗出，吃了食物便汗出，俗名蒸笼头，乃阳虚自汗也。又身常暮卧盗汗出者，此劳气也，乃卫阳虚表不固之虚劳汗也，宜芍药附子甘草汤。市医以盗汗，作阴虚治，杀人。若汗出已，反发热者，久久其身必甲错，乃血虚生热，久则肌肤不润泽，成风燥疮。桂枝加黄芪汤主之，大补气血。若发热不止者，必生恶疮，热郁于营。若身重，汗出已辄轻者，久久必身瞤，汗多亡津液，筋惕而肉瞤，真武汤证。若汗出。瞤即胸中痛，正论黄汗。又从腰以上必汗出，下无汗，腰髋弛痛，俗名腰痛。如有物在皮中状，剧者不能食，身疼重，烦躁，小便不利，此为黄汗，桂枝加黄芪汤主之。虚汗主方。

桂枝加黄芪汤方

桂枝　芍药　黄芪各二两　生姜　甘草各三两②　大枣十二枚

---

① 法程：法则。《吕氏春秋·慎行》："为义者则不然，始而相与，久而相信，卒而相亲，后世以为法程。"

② 生姜甘草各三两：《仲景全书》、《金鉴》作"甘草二两，生姜三两"。

上六味，以水八升，煮取三升，温服一升，须臾，饮热稀粥一升余，以助药力，温覆取微汗。若不汗，更取。

黄疸病脉证并治第十六

寸口脉浮而缓，浮则为风，缓则为痹。痹非中风。四肢苦烦，脾色必黄，瘀热以行。

趺阳脉紧而数，数则为热，热则消谷，紧则为寒，食即为满。尺脉浮为伤肾，趺阳脉浮为伤脾，疸，由脾肾两伤。风寒相搏，食谷即眩，谷气不消，胃中苦浊，浊气下流，小便不通，阴被其寒，热流膀胱，身体尽黄，名曰谷疸。可下。若下之一二次，小便仍不利，多服姜枣汤。

额上黑，伤肾，水气上凌。微汗出，手足中热，薄暮即发，膀胱急，小便自利，名曰女劳疸，赶紧分居、节欲，常以女人裤裆布、月经布烧灰化服，日三服，兼服肾气丸廿一粒。腹如水状，不治。脾亦败了。

心中懊侬而热，不能食，时欲吐，名曰酒疸。可吐、可下。

脉沉，渴欲饮水，小便不利者，皆发黄。

疸而渴者，其疸难治。疸而不渴者，其疸可治。津液之足不足故也。发于阴部，其人必呕，三阴，宜姜夏安脾胃。发于阳部，其人振寒而发热也。三阳，宜桂芍和荣卫。

腹满，舌痿黄，胃浊，舌灰黄，宜厚朴。燥不得睡，胃不和也，宜下。属黄家。

诸病黄家，但利其小便，要言。假令脉浮者，当以汗解之，宜桂枝加黄芪汤主之。

师曰：病黄疸，发热，烦喘，胸满，口燥者，以病发时，三阳，寒热病发作时。火劫其汗，不以柴桂等汤药汗之，而以火逼之。两热所得。然黄家所得，从湿得之，究竟是两阳熏灼，湿无去路，郁结脾胃。一身尽发热而黄，肚热，热在里，当下之。

黄疸，腹满，小便不利而赤，自汗出，此为表和里实，当下之，宜大黄硝石汤。

详申上条余义以出治法。仲景全部文法如此，以昭慎重之意。

大黄硝石汤方

大黄　黄柏　硝石即芒硝各四两　栀子十五枚

上三味，以水六升，煮取二升，去滓，内硝，更煮，取一升，顿服。此下大便。

黄疸病，茵陈五苓散主之。

茵陈五苓散方

茵陈蒿末十分　五苓散五分

上二味和，先食饮方寸匕，日三服。

黄疸病，小便色不变，欲自利，腹满而喘，不可除热，热除必哕。哕者，小半夏汤主之。

黄疸之病，当以十八日为期，治之十日以上瘥，反剧脾败为难治。

谷疸之为病，寒热不食，食即头眩，心胸不安，久久发黄，为谷疸，茵陈汤主之。

黄家，日晡所发热，而反恶寒，此为女劳得之。膀胱急，少腹满，身尽黄，额上黑，足下热，因作黑疸。其腹胀如水状，大便必黑，时溏，此女劳之病，非水也，难治[①]，原有“腹满者”三字。硝石矾石散主之。

① 难治：《仲景全书》此前有“腹满者”三字。

硝石矾石散方

硝石　矾石烧，等分

上二味，为散，以大麦粥汁和，服方寸匕，日三服。病随大小便去，小便正黄，大便正黑，是候也。

尤氏怡曰：硝，咸寒除热。矾，除痼热在骨髓。麦汁和服，恐伤胃也。①

文按：此证此方未亲见试用，偶服一二次，大小便不黄黑，额黑不减，非其治矣，是错简了。用女裤裆、月经布、肾气丸诸治法之。

男子黄，小便自利，当与虚劳小建中汤酒。

文按：此条女劳疸正治方也。硝矾方似不吻合，姑存而已。

酒黄疸者，或无热，谵语，小腹满，欲吐，鼻燥

黄疸者，或无热谵语，小腹满，欲吐，鼻燥。其脉浮者，先吐之。橘皮浓汁、栀、豉。沉弦者，先下之。

夫病酒黄疸，必小便不利，其候心中热，足下热，是其证也。

酒疸，心中热，欲呕者，吐之愈。

酒黄疸，心中懊侬，或热痛，栀子大黄汤主之。

栀子大黄汤方

栀子十四枚　枳实五枚　大黄一两　豉一升

上四味，以水六升，煮取二升，分温二服。

酒疸下之，久久为黑疸，目青面黑，过下之故，心中如噉蒜虀状，病陷于胸，自吐乃愈。大便正黑，虽黑微黄②，皮肤爪之不仁，其脉浮弱，故知之。故知为过下误也，有阙文，错简宜审。

---

① 硝……胃也：语出《医宗金鉴·金匮要略注·黄疸病脉证并治》吴谦引尤怡注文。

② 虽黑微黄：《仲景全书》、《金鉴》此四字在“其脉浮者”下。

猪膏发煎①主之。原有“诸黄”二字。

猪膏发煎方

猪膏半斤　乱发如鸡子大三枚

上二味，和膏中煎之，发消药成，分再服，病从小便出。

便黑，血瘀也，用发理之。肤不仁，血枯，用膏润之。然未亲试用，不知有错简否也，求后圣亲试验。

诸黄，腹痛而呕者，宜柴胡汤。

以上黄病，当与《伤寒论》中合参。

呕吐哕下利病脉证并治第十七

《伤寒论》中已有者概删，聊省刊资。

先吐却渴者，此为欲解。先渴却呕者，为水停心下，此属饮家。

诸呕吐，谷不得下者，小半夏汤主之。

呕吐而病在膈上，后思水者，解，急与之。思水者，猪苓散主之。当少少匀多次缓服。

猪苓散方

猪苓　茯苓　白术各等分

上三味，杵为散，饮服方寸，日三服。

呕而肠鸣，心下痞者，半夏泻心汤主之。

干呕，吐逆，吐涎沫，半夏干姜散主之。

半夏干姜散方

半夏　干姜等分

上二味，杵为散，取方寸匕，浆水米饮清汤。一升半，煎取

① 猪膏发煎：《仲景全书》此前有“诸黄”二字。

七合，顿服之。

干呕而利者，黄芩加半夏生姜汤主之。

食少即吐者，大黄甘草汤主之。

大黄甘草汤方

大黄四两　甘草一两

上二味，以水三升，煮取一升，分温再服。

病人欲吐者，不可下之。

与上条相背，岂知即吐者，火性急，故以甘黄缓之使下行。欲吐者，病欲出不能自出，宜用吐药因而越之。文每于经文径庭①处再三玩索②。

病人胸中似喘不喘，似呕不呕，似哕不哕，彻心中愦愦然无奈者，生姜半夏汤主之。

生姜半夏汤方

半夏半升　生姜汁

上二味，以水三升，煮半夏，取二升，内生姜汁，煮取一升半，小冷，心法。分四服，日三夜一服。止，停后服。

吐后，渴欲得水而贪饮，兼微风，脉紧，头痛者，文蛤汤主之③。若不紧痛，但渴，只须文蛤一味，散服。

文蛤汤方

文蛤　石膏各五两　麻黄　甘草　生姜各三两　杏仁五十个　大枣十二枚

---

① 径庭：径：门外小路；典出《庄子·逍遥游》。庭：院子里的地。径庭，引申为悬殊，谓相距甚远。

② 玩索：反复玩味探索。《朱子语类》卷十四："中年以后之人读书不要多，只少少玩索，自见道理。"

③ 文蛤散主之：《仲景全书》在"渴欲得水而贪饮"下，《金鉴》吴谦注同。

上七味，以水六升，煮取二升，温服一升，汗出即愈。

文蛤，吴子云：五倍子也①。文按：味极咸，只可方寸匕散用。“五两”二字有讹。

脉弦者，虚也。胃气无余，朝食暮吐，变为反胃。寒在于上，医反下之，令脉反弦，故名曰虚。四句仲景自为注。

趺阳脉浮而涩，浮则为虚，涩②则伤脾。脾伤则不磨，朝食暮吐，暮食朝吐，宿谷不化，胃之下口，必有物黏滞也。名曰胃反。脉紧而涩，其病难治。

胃反呕吐者，大半夏汤主之。

大半夏汤方

半夏二升，洗，捣用　人参三两　白蜜一升

上三味，以水一斗二升，和蜜扬之二百四十遍，今人食毕，开水置碗内，竹筷搅数百遍，顿服，治胃反甚佳，亦窃此意也。煮药一升半，多煮，助胃阳也。温服一升，余分再服。

胃反，吐而渴欲便水者，茯苓泽泻汤主之。

茯苓泽泻汤方

茯苓半斤　泽泻　生姜各四两　桂枝　甘草各二两　白术三两

上六味，以水一斗，煮取三升，内泽泻，再煮取二升半，胃反，药必多煮。温服八合，日三服。

哕

哕逆者，橘皮竹茹汤主之。

---

① 文蛤……五倍子也：语出《医宗金鉴·金匮要略注·呕吐哕下利病脉证并治》吴谦注语。

② 涩：《仲景全书》作“虚”，《金鉴》吴谦注同。

橘皮竹茹汤方

橘皮二斤[1]　竹茹二斗[2]　生姜半斤　甘草五两　人参一两　大枣二十枚[3]

上六味，以水一斗，煮取三升，温服一升，日三服。

橘皮用真福建橘子。若化州橘红、新会皮，价虽贵，屡用不效。

干呕，哕，若手足厥者，橘皮汤主之。

橘皮汤方

橘皮四两　生姜半斤

上二味，以水七升，煮取三升，温服一升，下咽则愈。言能咽而不呕出，为可愈。

下利

夫六腑气绝于外者，手足寒，上气，脚缩。五脏气绝于内者，利不禁。下甚者，手足不仁。下利，脏病，治宜谨慎。

下利气者，当利其小便。

气利，诃梨勒散主之。

诃梨勒散方

诃梨勒今名诃子仁十枚，煨

上一味，为散，粥饮和，顿服。气下陷，用诃子固下焦。

以上呕吐、哕、下利与上《伤寒论》内和参，叩嘱。

疮痈肠痈浸淫病脉证并治第十八

诸浮数脉，应当发热，而反洒淅恶寒，内、外痈起首与伤寒分别处只“有痛处”三个字。若有痛处，当发其痈。

---

① 斤：《仲景全书》作“升”。

② 斗：《仲景全书》、《金鉴》作“升”。

③ 二十枚：《仲景全书》、《金鉴》作“三十枚”。

师曰：诸痈肿，欲知有脓无脓，以手掩肿上，热者为有脓，不热者为无脓。

有脓，宜醒胃健脾内托之。破头者，静候其熟透，挤尽脓，叩嘱。无脓，盐、醋、肥皂涂消之，故只两言①外科之巧妙能事毕②矣。仲景可谓外科正宗，后人何苦多著方书杀人？噫！

外科，文：儒释同源，《金刚经》附后十四方，已详论，并治法，兹不赘。

肠痈

肠痈之为病，其身甲错，腹皮急，按之濡，如肿状，腹无积聚，身无热，脉数，此为腹内有痈脓，薏苡附子败酱散主之。文以此方加连翘壳、西洋参、生甘草、生白术、食盐，煎八九服，治肺痈。神效！

薏苡附子败酱散方

薏苡仁十分　附子二分　败酱五分一名苦菜。苦菜，北人③名驱马菜，油盐拌食甚佳，味苦，南方罕食。

上三味，杵为末，取方寸匕，以水二升，煎减半，顿服，小便当下。苡仁为内痈及筋拘挛圣药，不可因平淡忽诸。

肠痈者，少腹肿痞，按之即痛如淋，小便自调，淋不调。时时发热，自汗出，复恶寒。其脉迟紧者，脓未成，可下之，大黄牡丹汤主之。当有血，脉洪数者，脓已成，不可下也。

大黄牡丹汤方

大黄四两　牡丹一两　桃仁五十个　芒硝三合　瓜子半升

---

① 两言：三言两语。《史记·平原君虞卿列传》：“从之利害，两言而决耳。今日出而言从，日中不决，何也？”

② 能事毕矣：本领用尽。语出《周易·系辞上》：“引而伸之，触类而长之，天下之能事毕矣。”能事：擅长的本领；毕：尽。

③ 北人：泛指北方之人。

凡百瓜子浸芽出，均可透脓溃痈。脓挤不出者，多多煎服，可加归、芪诸补药。

近市医代以茅针，成可破头，未知能透脓否也。

上五味，以水六升，煮取一升，去滓，内芒硝，再煎沸，顿服之，有脓当下。如无脓，当下血。

金疮

问曰：寸口脉微而涩，法当亡血，若汗出。设不汗者云何？言设无吐血发汗诸事者。答曰：若身有疮，被刀斧所伤，亡血故也。

病金疮，王不留行散主之。

王不留行散方

王不留行十分，八月八日采　蒴藋[①]细叶十分，七月七日来《纲目》接骨草，今川续断也　桑东南根白皮，十分，三月三日采　川椒三分，除目及闭口者，去汗　黄芩　干姜　芍药　厚朴各二分　甘草十八分

上九味，桑根皮以上三味，烧灰存性，勿令灰过，各别杵筛，便于加减，合治之为散，服方寸匕，小疮即粉之敷也。大疮伤重但服之。产后亦可服。如风寒，有寒热者，桑东根勿取之。前三物，皆阴干百日。

近时伤科颇有心法妙诀，惜各秘方法，以居奇讹人。安得有实心济世，普颁真方秘法，公诸天下，后世如仲景者，文叩求。

浸淫

浸淫疮，从口流向四肢者，可治。从四肢流来人口者，不

---

① 蒴藋（shuò zhuó 硕浊）：中药名。亦称“陆英”“接骨草”。甘酸，温。有清热解毒、祛风除湿、活血止痛、通经接骨等功效。

可治。今癞痢之类。

浸淫疮，黄连粉主之。

寒泻火，苦伏虫，扑。文止痒生肌散效。

趺蹶手指臂肿转筋阴狐疝蛔虫病脉证治第十九

师曰：病趺蹶，其人但能前，不能却，刺腨入二寸，此太阳经伤也。

此证未见，当请教针刺先生。

手指肿

病人，常以手指臂肿动，此人身体瞤瞤者，藜芦甘草汤主之。

大约脾胃家有湿痰，心火畏之，身作瞤瞤。藜芦引吐痰涎也，未知孰是。

转　筋

转筋之为病，其人臂脚直，脉上下行，转筋入腹者，鸡屎白散主之。

吴子曰：外寒甚，风痹之在筋者也①。

鸡屎白散方

鸡屎白雄鸡屎上之白粉，鸡之屎也。近用乳香、木瓜代。

上一味为散，取方寸匕，以水六合，和，温服。

阴狐疝

阴狐疝气者，偏有大小卵子。时时上下，蜘蛛散主之。

---

① 吴子曰……筋者也：语出《医宗金鉴·金匮要略注·趺蹶手指臂肿转筋阴狐疝蛔虫病脉证治》吴谦注。

蜘蛛散方

蜘蛛十四枚，熬煎　桂枝半两

上二味为散，取八分匕照方寸匕，扣八折算。饮和服，日再服八分匀二。蜜圆亦可。

蛛引丝，时时上下以引经，睾丸中寒湿，非此不除。市医恐人有毒，代以荔枝核、小青皮，故不效。

问曰：病腹痛有虫，其脉何以别之？师曰：腹中痛，其脉当沉，若弦，反浮促，原文“洪大”，必是错讹。故有蛔虫。

蛔虫之为病，令人吐涎，心痛，发作有时。毒药不止，言虫已及心，非用毒药毒死之，心痛不能止也。甘草粉蜜汤主之。

甘草粉蜜汤方

甘草二两　粉一两铅粉也。　蜜四两

上三味，以水三升，先煮甘草，取二升，去渣，内粉蜜，搅令和，煎如薄粥，温服一升，差即止。

闻有以青石研漂，伪充铅粉者，用时须细辨。文加芜荑、鹤风、百部、使君子，研炒，去净油，搀入粉内，防粉之有伪也。

妇人妊娠病脉证并治第二十

师曰：妇人得平脉，阴脉小弱。平，无病。阴，两尺。言寸关无病，独尺内时似有圆头簪一顶起者，《难经》名雀啄，孕脉也，故名小弱，百不失一。市医宗少阴心脉动，讹诀，文不置辩。其人渴，呕多之故，不能食，恶阻之故。无寒热，非表有邪。经水不利者，文补一句。名妊娠。于法六十日当有此证，切不可服药。设有医治，富绅信市医主意景，妄令医治。逆者是为逆。却一月，加吐下者，则不须六十日，一月之内，呕者更甚，或加下利诸逆候见矣。则绝之。急宜断绝医药，俟旧时药性退，胎自安而愈。文故苦口求人，孕妇有小恙，勿贪生意。

妇人宿有癥病，经断未及三月，而得漏下不止。胎动在脐上者，未及三月，胎不应动，即动，应在脐下。为癥痼害。妊娠乃癥痼盘踞胎室，胎不自安而上逆。六月动者，前三月经水利时，必有阙文，不释。胎也。下血者，后断三月，衃也。至经断三月，忽复下血，乃衃之为害。所以血不足者，所以时漏下，不能充足养胎元者。其癥不去故也，当下其癥，桂枝茯苓丸主之。

桂枝茯苓丸

桂枝　茯苓　牡丹去心　桃仁去皮尖　芍药各等分

上五味，末之，炼蜜和丸，如兔屎大，每日食前服一丸。不知，加至三丸。

只用一丸，渐加至三丸为止，神方也。今之老鼠胎，及惯滑胎者，照法久服，功倍于杜仲等固胎。

妇人怀娠六七月，脉弦，发热，其胎愈胀，必有阙文。腹痛恶寒者，少腹如扇，所以然者，子脏开故也，当以附子汤温其脏。

子户在关元右二寸。

师曰：妇人有漏下者，有半产后因续下血都不绝者，有妊娠下血者。假令妊娠腹中痛，为胞阻，胶艾汤主之。

芎归胶艾汤方

芎䓖　甘草　阿胶各二两　当归　艾叶各三两　芍药四两　干地黄半斤

上七味，以水五升，清酒三升，合煮，取三升，去渣，内胶，令消尽，温服一升，日三服，不差更作。

茯苓丸治血气之瘀，胶艾汤治血气之乱，为崩中、漏下、胎动、滑胎、经多、经少，千古妇女之圣药。

妇人妊娠，腹中㽲痛，㽲，急也，必因举手取物闪失之故，急撒铜钱满地，孕妇忍痛俯腰拾起，小儿得含住血乳。当归芍药散主之。方不合，有错简。

当归芍药散方

当归三两　芍药一斤　茯苓　白术各四两　泽泻　芎䓖各半斤

上六味，杵为散，取方寸匕，酒和，日三服。此方下文妇病错简。

此方缓不济急，可以养胎，姑仍旧，待后圣订正。

妊娠，呕吐不止，俗名兔子胎者。干姜人参半夏丸主之。神方。

干姜人参半夏丸方

干姜　人参各一两　半夏二两

上三味，末之，以生姜汁糊为丸，如桔子大，饮服十丸，日三服。

文令人取一钱煎，去渣，小冷服，亦效。

妊娠，有水气，身重，小便不利，洒淅恶寒，起即头眩，葵子茯苓散主之。

葵子茯苓散方

葵子一升　茯苓三两

上二味，杵为散，饮服方寸匕，日三服，小便利则愈。

葵子滑胎，故方寸匕缓服之。

妇人妊娠，宜常服，当归散主之。

当归散方

当归　黄芩　芍药　芎䓖各一斤　白术半斤

上五味，杵为散，酒饮服方寸匕，日再服。妊娠常服即易产，胎无苦疾，产后（妊娠）百病悉主之。

“产后”二字，当是“妊娠”。

妊娠伤寒，疟疾，外感内伤，须以此方为君，外加一二味去病药。又妊娠疟疾，最易堕胎，文不治。又疟来，胎堕了，急用此方加炮姜、桂枝、人参、五谷虫等，去黄芩，常服一月，方可保命。吃市医药，十死八九。

妊娠养胎，白术散主之。

白术散方

白术　芎䓖　蜀胶去汗，各三分　牡蛎五分

上四味，杵为散，酒服一钱匕，日三服，夜一服。

上方去脾家湿热用芩，此固虚寒用椒牡。

时医只知上方，此方久矣，废去。

妇人产后病脉证并治第二十一

问曰：新产妇人有三病，一者病痉，百日之内往往有此，切勿大惊小怪，市医师巫①出生意。二者病郁冒，三者大便难，何谓也？师曰：新产血虚多汗出，喜容易中风，故令病痉，如口噤、目窜、舌吐出、两手足牵引，当归四逆汤加黄芪、炮姜，久服愈。亡血复汗，寒多，故令郁冒，呼不醒，如死，手足温，鼻息如常，一二昼夜不醒。温其手足，服上当归汤加附子、怀牛膝，时时灌之，一昼夜必愈。若服市医香开药②，枉杀母子二命矣。亡津液，胃燥，故大便难。大承气汤匀三盏，得下，止后盏。下过甚，以清米饮汤解之，立愈。

产妇郁冒，其脉微弱，不能食，食少，不可下也。大便反

---

① 师巫：巫师。

② 香开药：具有芳香开窍功用的药物。

坚，但头汗出。所以然者，血虚而厥，厥而必冒。冒家欲解，必大汗出。以血虚下厥，孤阳上出，故头汗出。所以产妇喜汗出者，亡阴血虚，阳气独盛，虚火乘心。故当汗出，阴阳乃复。大便坚，当有“若”字者，字必是厥文。呕不能食，小柴胡汤主之，服汤已。病解能食，能食，乃可下。七八日更热者，此为胃实，大承气汤主之。

产妇腹中疠痛，当归生姜羊肉汤主之。血气虚痛。并治腹中寒疝，虚劳不足。

产后腹痛，烦满不得卧，枳实芍药散主之。瘀血实痛。

枳实芍药散方

枳实烧令黑，勿太过　芍药等分

上二味，杵为散，服方寸匕，日三服，并主痈脓，肠痈下死血。以麦粥下之。

俗名儿枕块痛，服下若失。

师曰：产妇腹痛，法当以枳实芍药散。假令不愈者，此为腹中有干血着脐下，宜下瘀血汤主之。亦主经水不利。

下瘀血汤方

大黄三两　桃仁　䗪虫熬，去足，各二十枚

上三味，末之，炼蜜和为四丸，以酒一升，煎一丸，取八合，顿服之。新血下如豚肝。

后人五灵脂、蒲黄攻血，名失笑散，亦可用。

产后七八日，无太阳证，少腹坚满，此恶露不尽，热在里，太阳腑，可用下瘀血汤、枳实散、失笑散等攻血。结在膀胱也①，此

---

① 热在里结在膀胱也：《仲景全书》此八字在“宜大承气汤主之”下，《金鉴》吴谦注同。

血结胞门病。不大便，发热①，切脉微实，日晡时烦躁者，不食，食则谵语，至夜即愈，屎结。宜大承气汤主之。宜攻屎，勿攻血。此分明产妇腹痛，有血、有屎，须详审。

产后风续之，数十日不解，头微痛，恶寒，时时有热，心下闷，干呕，汗出。虽久，阳旦证续在者，可与阳旦汤。

阳旦证与方，均缺无可考。后人强以桂枝汤内加黄芩，名阳旦汤，大谬。《千金方》以当归及红砂糖，加入桂枝汤内，治产后诸虚感冒，近是，文宗之。

产后中风，病痉者②，三字补。发热，面正赤，喘而头痛，竹叶汤主之。

竹叶汤方

竹叶一把　葛根　生姜各三两　防风　桔梗　桂枝　人参　甘草各一两　附子一枚，炮　大枣十五枚

上十味，以水一斗，煮取二升半，分温三服，温覆使汗出。颈项强，用大附子一枚，破之如豆大，煎药扬去沫。呕者，加大半夏半升，洗。

产后下利及虚极，白头翁加甘草阿胶汤主之。

白头翁加甘草阿胶汤方

白头翁　甘草　阿胶各二两　秦皮　黄连　蘗皮各三两

上六味，以水七升，煮取二升半，内胶，令消尽，分温三服。

白头治热利。产后血虚生热者有之，加胶、甘养阴生血，要方也。

文按：胎前产后，圣人有证有方。独临产不论，非略也，产乃天

---

① 发热：《仲景全书》、《金鉴》上有“烦躁”。

② 病经者：《仲景全书》无此三字。

地生物自然之理，不能为病。试观禽兽虫鱼有难产者乎？自世人作孽，冤缘相报。富绅家故意撒娇①，早唤稳婆②动手探喜信③，旁人七手八脚，大惊小怪，致产妇惊惶，血气缭乱，于是有沥胞生④、讨盐生⑤、踏莲生、螺蛳生、交骨不开⑥、胞衣不下，而出重资，令稳婆刀割，洋人用机器，结果母子性命，果报⑦亦惨矣。文杜制二说，叩求后圣播传。一妇人要心宽量大，勿妒嫉阴险，虐使儿媳、婢妾，忤逆尊亲。临产持心头默会《金刚经》《大悲咒》，一句亦可忍住酸楚，勿早令人知道，必自觉小儿转身，乃唤人预备包洗，切忌稳婆近身动手。切切⑧。叩嘱。一临满足月，备川芎五钱、当归二两、怀牛膝一两，发作时，浓煎代茶，切忌吃人参。余《达生》《保婴》颇有可采处，不多赘。总之，稳婆不动手探喜信，产妇自己放大胆，称心适意，不必旁人多出主意，决无难产也。

妇人杂病脉证并治第二十二

妇人之病，因虚，数脱血。积冷，阴气盛。结气，受人制。为诸经水断绝，异于男子者，只此耳。至有历年，血寒积结胞门，

---

① 娇：原作“矫”，疑误。

② 稳婆：旧时以接生孩子为业的妇女。

③ 喜信：吉庆事情的先兆，此处指临产。

④ 沥胞生：又名沥浆生，相当于现代医学的“胎膜早破”。《胎产心法》：“有沥浆生，其浆流一二日不产，俟流浆渐少方生。倘浆来过多，恐胞干难产。”

⑤ 讨盐生：旧病名，相传古代如产时儿手先下，产婆以盐半分涂儿手心，儿手即缩回，故名讨盐生，相当于现代医学的“横产”。《女科辑要》卷五：“儿手先出者，名曰讨盐生。”

⑥ 交骨不开：病证名，出自《妇人大全良方》卷十六。交骨，指骶髂关节，古人认为未产前其骨合，临产时其骨开，若此骨不开，则难娩出，多因元气虚弱，气血不能运达所致。

⑦ 果报：佛家语，因果报应。

⑧ 切切：表示再三告诫。

寒伤经络，凝坚在上，呕吐涎唾，久成肺痈，病见于上部，足见肺痈，要吃附子薏苡仁，散凝坚矣。形体损伤。在中盘结，绕脐寒疝，或两胁疼痛，与脏相连。或结热中，痛在关元，病见于中部，脉数无疮，肌若鱼鳞，病见于皮肤。时著男子，非止女身。以上三部病，男子亦有，不可泥煞妇病也。在下来多，一月再见。经候不匀，令阴掣痛，阴户内痒，风湿生虫，阴户内痛，风寒袭脏也。少腹恶寒，以蛇床子做坐药暖阴户，内服附子汤温其脏。或引腰脊，下根气街，气冲急痛，膝胫疼烦，病见于下部。奄忽眩冒，状若厥癫。或有忧惨，悲伤多嗔。久则羸瘦，脉虚多寒，此皆带下，非有鬼神①，"久"字起，"神"字止，四句上下对调，文订正。病见于心部。三十六病，千变万端，审脉阴阳，虚实紧弦，其虽同病，虽皆经水为病。脉各异源，既变病，脉自不同。行其针药，治危得安②，子当辨记，"其虽"起，"得安"止，上下对调，文订正。勿谓不然。

妇病总以养血、温经、和肝脾为君，虽有他证，随证加减一二味治之。

妇人咽中如有炙脔③，吐不出，吞不下。半夏厚朴汤主之。今名梅核气病是也。

半夏厚朴汤方

半夏一升　厚朴三两　茯苓四两　生姜五两　干苏叶二两

上五味，以水七升，煮取四升，分温四服，日三夜一服。

---

① 久则……鬼神：《仲景全书》作"此皆带下，非有鬼神，久则羸瘦，脉虚多寒。"

② 其虽同病……治危得安：《仲景全书》作"行其针药，治危得安，其虽同病，脉各异源"。

③ 脔（luán 孪）：切成小块的肉。

妇人脏燥，喜悲伤欲哭，象如神灵所作，数欠伸，甘麦大枣汤主之。

甘草小麦大枣汤方

甘草三两　小麦一升　大枣十枚

上三味，以水六升，煮取三升，温分三服。亦补脾气。

甘麦汤治失志若癫，补心脾要药。医不用，惜哉！

妇人吐涎沫，医反下之，心下即痞，当先治其吐涎沫，小青龙汤主之。涎沫止，乃治痞，泻心汤主之。

问曰：妇人年五十，经水当绝。所病下血[①]，经水仍下。数十日不止，暮即发热，少腹里急，腹满，手掌烦热，唇口干燥，何也？师曰：此病属带下。何以故？曾经半产，瘀血在少腹不去。何以知之？其证唇口干燥，故知之。当以温经汤主之。

温经汤方

吴茱萸三两　当归　芎䓖　芍药　人参　桂枝　牡丹皮　阿胶　生姜　甘草各二两　半夏半升　麦门冬一升，去心

上十二味，以水一斗，煮取三升，分温三服。亦主妇人少腹寒，久不受胎。兼取崩中去血，或月水过多，及至期不来。

带下经水不利，少腹满痛，经一月不[②]见者，土瓜根散主之。

土瓜根散方

土瓜根　芍药　桂枝　䗪虫各三分

上四味，杵为散，酒服方寸匕，日三服。服后手摩少腹。

妇人陷经[③]，颜色黑。漏下黑不解，血凝不散者。胶姜汤主之。

---

① 血：《仲景全书》作“利”，《金鉴》吴谦注作“血”。

② 不：《仲景全书》作“再”，《金鉴》吴谦注同。

③ 陷经：经气下陷，下血不止。

方缺，大约胶艾汤中重加炮姜去瘀。

妇人少腹满如敦①状，小便微难而不渴，生后者，此为水与血俱结在血室也，大黄甘遂汤主之。

大黄甘遂汤方

大黄四两　甘遂二两　阿胶二两

此方慎用，甘遂至二钱之多，防有讹也，慎用之。

上三味，以水三升，煮取一升，顿服之，其血当下。

妇人经水闭不利，脏坚癖，子脏似有块。中有干血，下白物不止②，“不止”，文订正。矾石丸主之。

矾石丸方

矾石三分，烧　杏仁二分③

上二味，末之，炼蜜和丸，如枣核大，内脏中，阴户深处。剧者，再内之。再内深些。

妙方也，妇人不肯用，下白无善治法。

妇人六十二种风，及腹中血气刺痛，血痛，每如针刺纤纤④。红蓝花酒主之。

红蓝花酒方

红蓝花一两

上一味，以酒一大升，煎减半，顿服一半，未去再服。

妇人腹中诸疾痛，当归芍药散主之。

言当以此方为君，随证加减之。

妇人腹中痛，小建中汤主之。

---

① 敦（duì 对）：古代盛黍稷的食器，上下稍锐，中部肥大。

② 不止：《仲景全书》、《金鉴》此二字在“坚癖”下。

③ 二分：《仲景全书》、《金鉴》作“一分”。

④ 纤纤：形容小巧或细长而柔美。

二条真女金丹，应上文因虚也。

问曰：妇人病，饮食如故，烦热不得卧，而反倚息者，何也？师曰：此名转胞[1]，不得溺也，有尿胞堕出，小便点滴不通。有尿胞倚侧，到处滴尿头者。以胞系了戾，故致此病。但利小便则愈，宜肾气丸主之。

肾气丸方

干地黄八两　薯蓣　山茱萸各四两　泽泻　茯苓　牡丹皮各三两　桂枝今药店用肉桂，大失制方之义　附子炮，各一两

上八味，末之，炼蜜和丸，梧子大，酒下十五丸，加至二十五丸，日再服。

此证孕妇及产后最易得。

妇人阴寒，温中坐药，蛇床子散主之。

蛇床子散方

蛇床子仁

上一味，末，以白粉大约铅粉少许，和合相得，如枣大，绵裹内之，自然温。

此治阴掣痛之主方。

少阴脉滑而数者，阴中即生疮，阴中蚀疮虫也烂者，狼牙汤洗之。

狼牙汤方

狼牙四两　狼牙，草药店少真者，可用花椒、百部，浸烧酒代之，更用余止痒生肌散擦。

上一味，以水四升，煮取半升，以绵缠筋如茧，浸汤沥阴中，日四遍。

---

① 胞：同“脬”，膀胱。

胃气下泄，阴吹妇人前阴失气。而正喧走路作因鸡声。此谷气之实也，长服诃黎勒丸主之①。

诃黎勒丸方

诃黎勒　陈皮真福州陈橘皮也，最消谷食，他省者不效。　厚朴各三两

上三味，末之，炼蜜丸，如桐子大，酒饮服二十丸，加至三十丸。

方极效，原“猪膏发煎”，错简也。

杂疗救卒死②方第二十三

相传《卒死篇》论“亡”，谬也。文订正于《杂疗篇》内。

小儿疳虫蚀齿方今名走马牙疳，男妇均有

雄黄　葶苈

上二味，末之，取腊月猪脂镕，伙腿油亦可用。以槐枝绵裹头四五枚，点烧着，濮药末，仍吹灭，烙诸烂处。文用甘草水擦见血痕，扑余止痒生肌散，亦效。药烙之。余友叶敏之先生家传擦牙方：生石膏、生大黄炒盐，各一两，明矾四钱，细辛一钱，共研末，置磁器内，每朝擦牙，嗽去，勿间。年七十三，齿皆照常。吾老矣，不能用也，愿后圣及早从事，录于左，以备信我者采取。

三物备急方

大黄　干姜　巴豆去皮、心，熬，各一两

上药各须精新，先捣大黄、干姜为末，研巴豆臼中，合治

① 长服诃黎勒丸主之：《仲景全书》作“膏发煎导之”，《金鉴》吴谦注同。

② 救卒死：《仲景全书》无此三字。

一千下，用为散，蜜和丸，亦加蜜器中贮之，莫令泄气。主心腹诸卒暴百病，若中恶客忤，心腹胀满，卒痛如锥刺，气急口噤，停尸①卒死者，以暖水或苦酒，服大豆许三四丸，或不下，捧头起，灌令下咽，须臾当差。如未差，更与三丸，当腹中鸣，即吐下，便差。若口噤，亦须折齿灌之。后人研化用管灌鼻中，法亦良。

文按：救急，折齿灌、吹鼻灌，两法可并行。此证夏月暴饮冷水，吃冷食，卧凉处，或积气，冬日伤冷，必不吐不下者，虽僵亦救。

治坠马及一切筋骨损方

大黄一两，切，煮汤成汁　绯帛大红缎子、绉纱之类。如手大　乱发如鸡子大　久用炊单布两湖人吃蒸饭布也，江南无此，可用灶上旧末布代。一尺，各烧灰　败蒲一握②三寸人卧之旧草席　桃仁四十九个，去皮尖，熬　甘草如中指节，剉

上七味，以童子小便，量多少，煎汤成，内酒一大盏，次下大黄汁也，去渣，分温三服。此方之神，千古第一。何必用七厘散、夺命丹、金不换，落得打种种野人头③。先剉败蒲席半领，煎汤浴，衣被覆，斯须通利数行，大小便，下血也。痛处立差。利及浴水赤，勿怪，即瘀血也。

近日伤科接骨入骱，颇有心法、手法。文叩求老先生绘图贴说，播告天下后世，永广其传。缵文百拜。

救卒死

尸厥，脉动而无气，气闭不通，故静而死也。

---

① 尸：原作“日”，《仲景全书》、《金鉴》吴谦注作“尸”，据改。
② 握：量词，指一把大小或分量。
③ 野人头：方言，虚张声势以吓人或骗人。

治方

菖蒲屑内鼻两孔中吹之，令人以桂屑着舌下。

此即卧龙丹开窍法也。文在安节寓得一方，尤妙。开杨花四两，皂角刺二两，细辛、菖蒲、真檀香、陈佛手各八钱，共研极细。研不细，来嚏不速，极细，胜诸痧药。收好，勿泄气，二三年不坏。价廉而功擅十倍。又桂屑着舌不可忘。

又方

剔取左角发方寸，烧末，酒和，灌令入喉，立起。

救卒死方

薤捣汁，灌鼻中。

又方

雄鸡冠割取血，管吹内鼻中。

又猪脂如鸡子大，苦酒一升，煮沸，灌喉中。

又鸡肝及血涂面上，以灰围四傍，立起。

又大豆二七粒，以鸡子白并酒和，尽以灌[①]，原"吞"字。之。豆宜生捣，欲其吐也。

救卒死而壮热者方

矾石半斤，以水一斗半，煮消，以渍脚，令没踝。

救卒死而目闭者方

骑[②]牛临面，四字不解，有说用热毛巾揩开两目。捣薤汁灌耳中，吹皂荚鼻中，立效。

救卒死而张口反折者方

灸手足两爪后十四壮，饮以五毒诸膏散。有巴豆者。方缺，文谓单用巴豆灌之，令其吐泻。

---

① 灌：《仲景全书》作"吞"。

② 骑：原作"驹"，《仲景全书》、《金鉴》吴谦注作"骑"，据改。

救卒死而四肢不收、失便者方

马屎一升，水三斗，煮取二斗，以洗之。又取牛洞[①]稀屎一升，温酒灌口中。炙心下一寸，脐上三寸，脐下四寸，各一百壮，差。

吴子曰：阴厥脏病[②]。文按：近时名真中风，颇相似。

救小儿卒死而吐利，不知是何病方

狗屎一丸，绞取汁，灌之。无湿者，水煮干者，取汁。凡屎皆发阳气。

救卒死、客忤死，还魂汤主之。

方

麻黄三两，去节　杏仁七十个，去皮尖　甘草一两，炙

上三味，以水八升，煮取三升，去渣，分令咽之。通治诸感忤。

吴子曰：便闭，里实，用备急丸。无汗，表实，用还魂汤。又麻黄为太阴通阳主药[③]。

文按：此方为小儿肺闭神丹。

又方

韭根一把　乌梅二七个　吴茱萸半升，炒

上三味，以水一斗，煮之。以病人栉[④]内中，三沸，栉浮者生，沉者死。煮取三升，去渣，分饮之。此方救肝厥。

救自缢死，旦至暮虽已冷，必可治。暮至旦，小难也。此

---

① 牛洞：牛屎。

② 阴厥脏病：语出《医宗金鉴·金匮要略注·杂疗方》吴谦注。

③ 吴子曰便闭……主药：语出《医宗金鉴·金匮要略注·杂疗方》吴谦注。

④ 栉（zhì 至）：梳子和篦子的总称。

当时人言也。恐此当言阴①，文补“阴”字。分气盛故也。当时泥于阴分气盛之臆说耳。然复时夜短于昼，又热，天热。犹应可治。不可泥暮难之说矣。又云：心下若微温者，一日已上犹可治之。再三辩诘，无非勉人勿畏难，不急救。我愿造塔庙，万世供养之。

治之方

徐徐抱解，急事缓受②。不得截绳，用手解绳。上下安被卧之。一人以脚踏其两肩，手稍挽其发，常弦弦直也勿纵松也之，脚踏住肩，手挽直发，使下陷血气由发渐渐上。一人以手按揉胸上，数动之。一人摩捋臂胫，屈伸之。若已僵，但渐渐强屈之，并按其腹。手要轻而活，四围揉摩。女子阴户，男子粪门③，稍塞棉花，勿泄气。如此一炊顷，约烧熟一顿饭时候。气从口出，呼吸，眼开，而犹引按莫置，勿谓已活，歇手不动。亦勿苦劳之。少歇歇，又做做，要体会病人适意。须臾，可少桂枝汤及粥清含之，令濡喉，渐渐能咽。及稍止，到能咽汤，然后慢慢停手。更令两人以两管吹其两耳朵，使耳内隆隆有声，通其窍，不病耳聋。此法最善，无不活者。再勉人必急救之意。

文按：救一人，可全活一家。死一人，累及四乡八邻。余叩求天下人，勿忿极轻生，累及六亲四邻，勿怕事而不救，坐失目前无量无边功德。

又遇急事，忌哭、大喊叫，一面先抱住，漫漫④解绳，轻声呼其名曰：“某某醒来。”使他真魂不离舍。一面请人公救之。总宜静悄

---

① 阴：《仲景全书》无此字。

② 缓受：和缓的办法应对。

③ 粪门：肛门。

④ 漫漫：慢慢。

悄，不慌不忙。叩嘱。

凡中暍死，暍，热也，暑也。不可使得冷，得冷便死。外得冷，热必内闭也，犹之被冻之人，不可骤见火，先饮以凉烧酒、姜汤，以人着肉①暖之，开水熨其背。

疗之方

屈草带，绕暍人脐，使两三人溺其中，令温。亦可用热泥和屈草，亦可扣瓦椀②，底及车缸③以著暍人，取令溺，须得流去。此皆道路穷，卒无汤，当令溺其中，欲使人多溺，取令温。大约言中暍之人，当以热汤温其脐。但往往在大路荒郊，急切无热水，故权以热泥、热草带绕脐暖之。又多用人热尿温之，或用瓦片及椀底及车缸置上，受热尿，温其脐也。若在有人家处，急烧开水，手巾轮换熨暖死人脐上，须臾必醒，饮热姜汤。若汤有处觅热汤。便可与之，便可用熨，并与暍人饮之。不可泥及车缸，以上皆权宜救急，不必泥。恐此物冷，瓦椀、缸究系冷物，似不必泥用。暍既在夏月，得热泥土。道旁晒热之热泥土、暖车缸，亦可用也，晒热之车缸，均可用。亦不拘人溺、瓦片、椀底诸法也。

文按：有处觅火种，烧热人鞋底，轮熨脐下，必活。盖脐，极阴之位，得暖，引心中所闭之热邪，归其中，阳交于阴，焉有不活之理？舍此之外，别无救法。圣人之法，极容易，极神奇也。

救溺死方

取灶中灰二石余，以埋人从头至足。水出七孔，即活。七孔有水鬼塞泥，须挖通，乃埋。尝试蝇子落水而死者，用灶灰埋之自

---

① 着肉：贴身。

② 椀：同“碗”。

③ 车缸：即车釭，车毂内外口用以穿轴的铁圈。

活。余鸡落井中，已僵，灶灰埋，一夜亦活。冬天落水，须在暖室。

以上仲景圣人仁心济世，为普天中外人生身父母。余若有财，天下立庙宗祀。

禽兽鱼虫禁忌并治第二十四

凡饮食滋味，以养于身，食之有妨，反能为害。自非服药炼液，焉能不饮食乎？窃见时人不闲①调摄，疾疢②竞起，若不因食而生，若不因食生者。苟全其生，欲不生疾。须外③切忌者矣。当知禁忌。所食之味，有与病相宜，有与身为害，若得宜，则益体，害则成疾。以此致危，例皆难疗。此下有“解毒”一条，错简也，文订正在二十五篇之末。

按：肝气心痛，忌食糯米、菱肉。疟，忌蟹、寒衣、豆。肿，忌面之类。又素不喜食，勿强食。又非其时勿食。又不吃饭，喜吃杂食，大忌。

肝病禁辛，心病禁咸，脾病禁酸，肺病禁苦，肾病禁甘。

春不食肝，夏不食心，秋不食肺，冬不食肾，四季不食脾。辨曰：春不食肝者，为肝气王，脾气败，若食肝则又补肝，脾气败尤甚，不可救。又肝王之时，不可死气入肝，恐伤魂也。若非王时，即虚，以肝补之，佳。余脏准此。

凡肝脏自不可轻噉④，自死者弥甚。

死气伤魂也。此条仲景体会上条之余意。

凡心皆为神识所舍，勿食之，使人来生复其对报矣。

---

① 闲：精通。闲，通“娴”。《战国策·燕策二》：“闲于兵甲，习于战功”。

② 疾疢：泛指疾病。

③ 外：《仲景全书》、《金鉴》作“知”。

④ 噉（dàn 淡）：同“啖”，吃。

文家非祭祀不杀牲，合族得免发逆[①]难。

凡肉及肝落地不着尘土者，不可食之。

猪肉，当是诸肉。落水浮者，不可食。

诸肉不干，火炙而动，见水自动者，不可食之。

六畜肉，热血不断者，不可食之。

诸五脏及鱼，投地尘土不污者，不可食之。

诸肉及鱼，若狗不食，鸟不啄者，不可食之。

肉中有如朱点者，不可食之。

父母及本身所属之相，不可食，食之令人神魂不安。

食肥肉及热羹，不可饮冷水。

积饭、馁肉、臭鱼，食之皆伤人。

自死禽兽口闭者，不可食之。

六畜自死，皆疫死，则有毒，不可食之。

兽自死，北首[②]及伏地者，食之杀人。

食生肉饱，饮乳，变白虫。

乳儿吃肉生白虫，猫吃切面下白蛆。

疫死牛肉，食之令病洞下，亦致坚积，宜利药下之。

脯藏米瓮中，有毒，及经夏食之，发肾病。

治自死六畜肉中毒方

用黄柏捣屑，取方寸匕服。

治食郁肉漏脯[③]中毒方

烧犬屎，酒服方寸匕。每服人乳汁亦良。饮生韭汁三升亦得[④]。

---

① 发逆：原指清朝统治者对太平天国起义军的蔑称。此处喻灾难。

② 北首：北向。

③ 郁肉漏脯：腐败变质的肉食。漏脯：隔宿之肉。

④ 得：适合。

治黍米中藏干脯[1]食之中毒方

大豆浓煮汁，饮之数升即解。亦治狸肉、漏脯等毒。

治食生肉中毒方

掘地深三尺，取其下土三升，以水五升，煮数沸，澄清汁，饮一升即愈。

治食六畜鸟兽肝中毒方

水浸豆豉，绞取汁，服数升愈。

马脚无夜眼者，不可食之。

食酸马肉，不饮酒，则杀人。

马肉不可热食，伤人心。

马鞍下肉，食之杀人。人骑马放屁，急掀起屁股。否者，三年马烂死，必讨命。

白马黑头者，不可食之。令人癫。

白马青蹄者，不可食之。白马青蹄，人骑不利。

马肉、豘肉共食，醉饱[2]卧，大忌。

驴马肉合猪肉食之，成霍乱。

马肝及毛，不可妄食，中毒害人。

治马肝毒中人未死方

雄鼠屎二七粒，末之，水和服，日再服。马食鼠屎腹胀，豆宜捡净。

又方

人垢[3]，取方寸匕，服之佳。

---

① 干脯：肉干。
② 醉饱：《仲景全书》作“饱醉”。
③ 人垢：人头皮上的污垢。

治马肉中毒欲死方

香豉一两[①]　杏仁三两

上二味，蒸一食顷，熟，杵之服，日再服。

又方

煮芦根汁饮之良。

疫死牛，或目赤，或黄，食之大忌。

牛肉共猪肉食之，必作寸白虫[②]。

青牛肠不可合犬肉食之。

牛肺从三月至五月，其中有虫如马尾，割去勿食，食之损人。

牛羊猪肉，皆不得以楮木、桑木蒸炙。食之令人腹内生虫。

啖蛇牛毛发向后顺者。肉有毒，食之杀人，不可食。

治啖蛇牛肉食之欲死方

饮人乳汁一升，立愈。

以泔水洗头，饮一升，愈。

牛肚细切，水一斗，煮取一升，暖饮之，大汗出愈。

治食牛肉中毒方

甘草煮汁，近人煮稻柴汁。饮之，即愈。

羊肉，其有宿热者，不可食之。

羊肉不可共生鱼、酪食之，害人。

羊蹄甲中有珠子白者，名羊悬筋，食之令人癫。

白羊黑头，食其脑，作肠痈。

羊肝共生椒食之，破人五脏。

---

① 一两：《仲景全书》、《金鉴》作“二两”。

② 寸白虫：绦虫。

猪肉共羊肝和食之，令人心闷。

猪肉以生胡荽同食，烂人脐。

猪脂不可合梅子食之。

猪肉合葵子，食之少气。

鹿肉不可合蒲白作羹，食之发恶疮。

麋脂及梅李子，若孕妇食之，令子青盲，男子伤精。

獐肉不可合虾及生菜、梅、李果，食之伤人。

白犬自死不出舌者，食之害人。

痼疾人不可食熊肉，令终身不愈。

食狗鼠余，令人发瘘疮。今名流注、栗子筋之类。

治食犬。疯狗咬，杏仁、桃仁、怀牛膝各一两，雄黄一钱，焙，研细末，每服一钱，日三服。服时，耳边鸣锣三下，神方也。咬在三日内可治，七日不可治。肉不消，心下坚，或腹胀，口干大渴，心急发热，妄语如狂，或洞下。

方

杏仁一升，合皮，熟，研用

以沸汤三升和，取汁，分三服，利下两①片，大验。

妇人妊娠，不可食兔肉及鳖、鸡、鸭，令子无声音。兔缺唇，鳖短项，鸡鸭作雌鸡声。

兔肉不可合白鸡肉食之，令人面发黄。

兔肉着干姜，食之成霍乱。

凡鸟自死，口不闭，翅不合者，不可食之。

诸禽肉，肝青者，食之杀人。

鸡有六翮四距者，不可食之。

① 两：《仲景全书》、《金鉴》作“肉”。

乌鸡白头者，不可食之。

鸡不可合葫蒜食之①。

山鸡不可合鸟兽肉食之。

雉肉久食，令人瘦。

鸭卵不可合鳖肉食之。

雀肉不可合李子食之。

妇人妊娠，食雀肉，饮酒，令子淫乱无耻。

燕肉勿食，入水为蛟龙所啖。

鸟兽有中毒箭死者，其肉有毒，解之方：

大豆煮汁，及盐汁，服之解。

鱼头正白如连珠至脊上，食之杀人。

鱼头中无腮者，不可食之，杀人。

鱼无肠胆者，不可食之，三年阴不起，女子绝生。

鱼头似有角者，不可食之。

鱼目合者，不可食之。

六甲②日勿食鳞甲之物。

鱼不可合鸡肉食之。

鱼不可合鸬鹚肉食之。

鲤鱼鲊不可合小豆藿食之，鱼子不可合猪肝食之，害人。

鲤鱼不可合犬肉食之。

鲫鱼不可合猴、雉肉食之。

鳀鱼合鹿肉生食，令人筋甲缩。

---

① 食之：《仲景全书》、《金鉴》下有“滞气”。

② 六甲：即甲子、甲寅、甲辰、甲午、甲申、甲戌也。古代用于纪日。

青鱼鲊不可合胡[1]荽及生葵，并麦酱食。

鳝[2]、鳝不可合白犬血食之。

龟肉不可合酒、果子食之。

鳖目凹陷及腹下有王字形者，不可食之。其肉不得合鸡鸭食之。腹下红，名蛇跌鳖[3]，食之杀人。

龟鳖肉不可合苋菜食之。

虾无须及腹下通黑，煮之反白者，不可食之。

食脍，饮乳酪，令人腹内生虫为瘕。

脍食在胃不化，吐不出，速下除之[4]，久成癥病。治之方：

橘皮一两　大黄　朴硝各二两

上三味，水一升，煮至小升[5]，顿服即消。

食脍多，不消，结为癥病。

治之方

马鞭草

上一味，捣汁饮之。或以姜叶汁，饮之一升，亦消。又可服吐药吐之。

食鱼后食毒两种。有阙文。烦乱。治之方：

橘皮

浓煎汁，服之即解。

食鯸鮧鱼今名河豚。**中毒方**

---

① 胡：原作“酒”，《仲景全书》、《金鉴》吴谦注作“胡”。

② 鳝：同“鳅”。

③ 蛇跌鳖：传说由蛇变成的鳖。

④ 脍食在胃……除之：《仲景全书》作“鲙食之，在心胸间不化，吐复不出”。

⑤ 小升：隋唐容量单位，三小升为一大升。

芦根

煮汁，服之即解。

蟹目相向，足斑目赤者，不可食之。

食蟹中毒治之方

紫苏

煮汁，饮之三升。紫苏子捣汁饮之亦良。

又方

冬瓜汁饮之三升①。食冬瓜亦可。

凡蟹未遇霜多毒，其熟者乃可食之。黄青黑色，未熟，食之腹痛、呕利。

蜘蛛落食中，有毒，勿食之。

凡蜂蝇虫蚁等多集食上，食之致瘘。食物，文必亲手盖好。

果实菜谷禁忌并治第二十五

果子生食生疮。树上未熟。

果子落地经宿，虫蚁食之者，人大忌食之。

生果②停留多日，有损处，烂斑，食之伤人。

桃子多食令人热，仍不得入水浴，令人病寒热淋沥病。

杏、酪不熟杀③人。必煮沸，搅四十九遍。北地杏仁油自尽案不少。

梅多食，坏人齿。

李不可多食，令人腹胀④。

---

① 三升：《仲景全书》作“二升”。

② 生果：《仲景全书》、《金鉴》作“生米”。

③ 杀：《仲景全书》、《金鉴》作“伤”。

④ 腹胀：《仲景全书》作“颅胀”。

林檎俗名花红。不可多食，令人百脉弱。

橘柚多食，令人爽口，不知五味。

梨不可多食，令人寒中。金疮、产妇亦不宜食。

樱桃、杏多食，伤筋骨。

安石榴不可多食，损人肺。

胡桃不可多食，令人动痰饮。

生枣多食，令人热渴气胀。寒热、羸弱者，弥不可食，伤人。

干大肥红枣，破，去核，煎汁饮，则大有益人。

食诸果中毒治之方

猪骨煅黑

上一味，为末，水服方寸匕。亦治马肝及漏脯等毒。

木耳赤色及仰生者勿食。菌仰卷及赤色者，不可食。

食诸菌中毒，闷乱欲死，治之方：

人粪汁，饮一升。土浆，饮一二升。大豆浓煮汁，饮。服诸吐、利药，并解。

食枫树菌而笑不止，治之以前方。

误食野芋，烦乱欲死，治之以前方。

蜀椒闭口者有毒，误食之，戟[①]人咽喉，气病欲绝，或吐下白沫，身体痹冷，急治之方：

肉桂煎汁饮之，多饮凉水一二升。或食蒜[②]，或浓煮豉饮之，并解。只要细心检查去闭口、及目、及半片不全、及柄，开水吞二十一粒。每日两次，勿间。可以杀痨虫、起死回生、辟邪秽。余

---

① 戟：刺激。

② 食蒜：《仲景全书》下有“或饮地浆”四字。

服三十余年，无弊。

此下有“正月勿食葱，令人面生游风。二月勿食蓼，伤人肾。三月勿食小蒜，伤人志性。四月、八月勿食胡荽，伤人神。五月勿食韭，令人乏气力。五月五日勿食一切生菜，发百病。六月、七月勿食茱萸，伤神气。八月、九月勿食姜，伤人神。十月勿食椒，损人心，伤人脉。十月勿食被霜生菜，令人面无光，目涩，心痛，腰疼，或发心疟。疟发时，手足十指爪皆青，困委。十一月、十二月勿食薤，令人多涕唾。四季勿食生葵，令人饮食不化，发百病，非但食中，药中皆不可用，深宜慎之。”讹文也，文录而不读。

葱、韭初生芽者，食之伤人心气。

饮白酒，食生韭，令人病增。

生葱不可共蜜食之，杀人。独颗蒜弥甚。

枣合生葱食之，令人病。

食糖、蜜后四日内，食生葱、韭，令人心痛。

生葱和雄鸡①、白犬肉食之，令人七窍经年流血。

此条似讹文，姑存之。

夜食诸姜、蒜、葱等，伤人心。

芜菁根多食，令人气胀。

薤不共牛肉作羹食之，成瘕病，韭亦然。

蓴多食，动痔病。

野苣不可同蜜食之，作内痔。

白苣不可共酪同食，作䘌虫。

黄瓜食之，发热痛。

---

① 雄鸡：《仲景全书》下有“雉”字。

葵心不可食，伤人，叶尤冷，黄背、赤背①、赤茎者，勿食之。

胡荽久食之，令多忘。

病人不可食胡荽及黄花菜。

芋不可多食，动病。半生不熟食之吐血，山药亦然，市医同炒研末为丸，治流注，日后必吐血。

妊娠食姜，令子余指。

蓼多食，发心病。

蓼和生鱼食之，令人夺气，阴核②疼痛。

芥菜不可共兔肉食之，成恶邪病。

小蒜多食，伤人力③。此下食后一条，文订正在下。

钩吻与芹菜相似，误食之，杀人。解之方：

荠苨④即甜桔梗。八两

上一味，水六升，煮取二升，温分二服。

春秋二时，龙带精入芹菜中，人偶食之为病。发时手青腹满，痛不可忍，名蛟龙病。治之方：

粳米⑤　饴糖⑥二三斤

上二味，两度服之，吐出如蜥蜴，虺蛇子也。三五枚，差。《外台》用粳米、饴糖、杏仁、乳饼煮粥食。

菜中有水莨菪，叶圆而光，有毒。误食令人狂乱，状如中

---

① 赤背：《仲景全书》无此二字。
② 核：《仲景全书》作“咳”。
③ 力：《仲景全书》作“心力”。
④ 荠苨（qí nǐ 起你）：药草名。又名地参。根味甜，可入药。
⑤ 粳米：《仲景全书》、《金鉴》无此二字。
⑥ 饴糖：《仲景全书》、《金鉴》作“硬糖”。

风，或吐血。治之方：

甘草煮汁，服之，即解。

食苦瓠中毒，治之方：

黍穰煮汁，数服之解。烧黍穰杀瓠。又种瓜不烧漆物。

扁豆，寒热者，不可食之。疟新愈，大忌。

久食小豆，赤豆。令人枯燥。

食大豆屑黄豆。忌噉猪肉。

大麦久食，令人作癬。疥同。

白黍米不可合饴、蜜食，亦不可合葵食之。

荍①麦面，多食之，令人发落。

盐多食，伤人肺。

食冷物，冰人齿。

食热物，勿饮冷水。

饮酒食生苍耳，令人心痛。

夏月大醉汗流，不得冷水洗着身，及使扇，即成病。

饮酒大醉，灸腹背，令人肠结。

醉后误饱食，发寒热。

饮酒食猪肉，卧秫稻穰中则发黄。

食饴，多饮酒，大忌。

凡酒及水，照见人影动者，不可饮之。

醋合酪食之，令人血瘕。

食白米粥，勿食生苍耳，成走注。

实甜粥已，食盐即吐。

---

① 荍（qiáo 桥）：同“荞”。

矾石生入腹，破人心肝。亦禁水。水中亦禁。

商陆以水服，杀人。

葶苈子傅头疮，药气入脑，杀人。

水银入人耳及六畜等，皆死。以金银器着耳边，水银则吐。若吃水银者，饮黄土如稀粥，盏许，以金器内谷道中。

苦楝无子者，杀人。

贪食，食多不消，心腹坚满痛，治之方：

盐一升　水三升

上二味，煮令盐消，分三服，当吐出食，便差。

食后或燥今之食后恶心之类。方：

豉，浓煮汁饮之。

犀角筋搅饮食，沫出及浇地坟起，食之杀人。近人以足纹银镶筷，插食内，银变黑有毒。

饮食中毒，烦满，治之方：

苦参三两　苦酒一升半

上二味，煮三沸，三上、三下腹中上下也。服之，吐食出即差。

又方

犀角汤亦佳。犀角，仲景用以解毒，而不治病。近医用治伤寒、淋病、疔疮，摩，冲服，何其死者之多也。

凡诸毒，多是假毒以投，无知时，言下毒皆不知何毒。宜煮荠苨、甘草汁饮之，通除诸毒药。

凡煮药饮汁以解毒者，虽云救急，不可热饮，诸毒得热更甚，宜冷饮之。浸之井水中易冷。事虽急，心宜安定，乃必可救。

保寿经针线拾遗

自 述

人身脏腑营卫经络为病，每见证于外形，所以四诊望字居首。而论证之细，莫如仲圣。文刊《保寿经》，辨证已精而且备，然每每散见于诸论篇中，设非熟读深思者，仓卒之间，碍难寻按。且仲圣后名贤方证，有可以阐明经旨者，亦何忍淹没？兹以人身外形，外感内伤分门类。凡《保寿经》已有之方证下但切小脚码，言此证此方在《保寿经》第几页上也。曰“针线”，仿《纲目万方针线》[①] 之制也。其后世名贤方证，均附于各门类之后，则全文录出。曰“拾遗”，盖集仲圣遗下，拾而增之也。不得不剜肉补疮，再付梓人，冀传后世。名之曰《保寿经针线拾遗》，聊以备贫户男妇急切时容易翻阅，初不计市廛[②]名家之非笑[③]云尔。

再，谚云：“千方易得，一效难求。”夫既重之曰方，又云难效乎哉？盖自医学沦于市侩，惟利是图，偶得真方，秘而居奇。复恐人之欲窃其秘，多造伪方，淆乱于中。于是方日多，效日少。自李氏《纲目》至今，又不知增出几万万方

---

① 纲目万方针线：即《本草万方针线》。八卷。清·蔡烈先辑于1712年。本书将《本草纲目》中所附的单方（包括全部附方以及发明项下的个别处方）15000余首，按病证分类编成索引，分为通治部、外科、女科、儿科、上部、中部、下部共7部，105门。每一病证均记明该书的卷、页数。是《本草纲目》有关病证治疗方剂的一种检索工具书。

② 市廛（chán 缠）：市中店铺。

③ 非笑：讥笑。

矣。文每苦于开卷望洋①，一病试百方，非徒无益也。今择文及身亲验者也，下注一“亲”字，言此方实在亲验者也。若揆诸理无差，购其药易备，中正和平，可以待后人采择。而文尚未亲验者，下注一“待”字，言留以待后人之收效也。每病一方，而多选亦不过三方。一治实，一治虚，一治其变而已。方不求备而求精，药不尚奇而尚效。愚者千虑，伏望②大方家真君子鉴定。

大清光绪癸巳二月，日散花痴侬李缵文彦仲氏识于江南苏州府昭文县大东门内元兴公典之钱房

① 望洋：迷茫，茫然。

② 伏望：表希望的敬词。多用于下对上。

凡 例

——是刊凡以人治人，除尿、屎、甲、发不禁外，其他伤心害理，以及特杀牲害命之物，概从摈斥。

——是刊凡极险、极毒、极难购、极金贵之品，不录。

——方家姓氏，不及刊录。非敢有心掠美，实由刊印资本，力不从心也。惟文杜撰诸方，及得之人口授者，申明，以待后圣斧政。

——是刊仍遵仲景为宗，方见学有渊源。赏鉴家须读四本全套，幸勿拆购，大失刊书者本心。

——是刊每门类后，必虚出空白数行，以备后世有同志者，选得亲验真方添刊于下，补文之阙憾，续成全璧，普济亿万世。合门顶祝。

勿药有喜①

当自汗出乃解

勿治之必自愈

衄乃解

虽烦下利必自愈

虽暴烦下利必自止

不可治呕

故知自愈

少少与之愈

损谷则愈

① 有喜：此指病愈。

脉弱者令自愈又渴者令自愈

导引吐纳针灸膏摩

勿妄治也

拾　遗

夫药犹兵也，用之不当，反可自伤。古人医不三世，不服其药。孔子未达不敢尝①，慎之至也。况今剃发匠、包药夥，公然乘轩②行道，医入下流，药可轻尝乎哉？文合家男女老少，偶有头眩、呕恶，先吞花椒附检法在后、刮痧、嗅通关散。若恶寒发热者，则服姜枣汤。附煎法在后。若痈疽，则升降丹、清凉膏而已。行年六十一矣，未敢轻烦当世名医。虽病中风，绅富亲朋惠我之再造活络金贵丹丸，暗皆弃之厕内。十有余年，专吃姜枣汤，舌音反清，手足亦健。其后我中风者，喜医药，不死亦成残废。然而死者八九人矣。容是刊方书，谨遵古训，以勿药有喜开卷。

附检花椒法

取大红袍花椒数两，红如桃花者佳。细心检去闭口，及目，及柄，及半片不全者，开水吞下三四十粒，收磁瓶内。又治痨瘵，专杀痨虫。文服有三十余年，并无生内痈之患。㊟

附煎姜枣汤法

老水姜洗，灶门中煨熟，切片，大约煨水姜一两，晒干者五钱。肥红枣三十枚，去核，共入瓦沙罐内，文武火煎至老浓茶

---

① 孔子未达不敢尝：孔子不知药性，不敢试服。语出《论语》："康子馈药，拜而受之。曰：'丘未达，不敢尝。'"

② 乘轩：做官。语出《左传·闵公二年》："卫懿公好鹤，鹤有乘轩者。"

色，用布绞去渣，乘热，匀二三次服尽。忌烧酒、生葱、蒜、薤、韭。又黑枣、南枣、蜜枣，均不可代，亦不可煎膏子，开水化服。初服一二次，邪正互争，口臭、唇舌干燥，乃诸邪外出，勿怪。连服八九日，热邪尽出，津液来复，天明时下身津津汗出，百病全愈矣。无论春夏秋冬，三伏暑天，只要是恶寒发热，六气外感，均可常服。红眼睛加倍姜，辛出头汗，久服必愈。㊉亲

身

必恶寒体痛

身疼痛

身体痛

身体痛烦

而身痛不休

身痛如被杖

身重

身体难以转侧

身体重

但重乍有轻时

身尽重

身体肿重

身重而少气

或身重微肿者

其身肿只则身肿

身体浮肿

身肿而冷

一身手足尽热者

身热汗自出

身灼热者

身无大热者

身有微热

身凉和者

身热而渴

黄疸病

身黄

身色如熏黄

身必发黄

身振振摇者

身瞤动

振振身瞤

身必痒

则身痒而隐疹

身体为痒

身蜷而利又恶寒而身蜷

身体不仁

身体强

身甲错

半身不遂

身形外证，名目不胜枚举。篇中若无此证名者，查下外科门。一隅三反，求治法，自得妙诀。刻舟求剑，医家大忌也。

拾　遗

身面四肢浮肿，瓜蒂廿个，剉煎，顿服。㊕

身痒，蝉蜕、薄荷研末，酒调，服一钱。(待)

身痛，古名风痹。今痛风也，木通二两，长流河水煎，空心①匀两次服。(待)

身黄，额上黑，少腹急，足下热，女劳疸也。煨石膏、滑石等分，为末，大麦粥调下二钱。(待)

黄疸有因食者，当消下其食。余以利小便为主。文每以五苓散，令人煎服。(亲)

黄病，老丝瓜络连皮、子、蒂，烘研，面汤或陈酒下，或用饴糖饭上蒸，吃汤。(待)

黄病头痛者，瓜蒂、赤小豆各二钱，丁香一钱，黍米四十九粒，为末，临卧先含开水一口，取末半字②许，嗅鼻中，便咽口中水，即卧。文岳母周宜人用老南瓜蒂。(待)

黄病，喜吃土灰、茶叶等，即以喜吃之物一斤，加使君子肉、槟榔、姜制南星各一两，研末，蜜丸，梧子大，空心下五十丸，勿间。(待)

文按：治黄，究以仲圣第一，宜多读。(亲)

身如火燎，烦躁，引饮，乃肺热病也，黄芩一两煎服。文按：若不引饮，禁服。(待)

防风、桂枝行周身。柴胡行身之侧。鹿茸、全当归行顶心至前后阴。(亲)

身战，乃邪正相并，急煎人参汤，热服取汗。(待)

---

① 空心：空腹。

② 半字：字，当是起于宋元的“字”秤。半字应该是药末盖住五字的一半，约合今七厘，合0.3克。

半身不遂、瘫痪，浮萍，七月上旬采，竹篮晒。蜜丸，弹子大，陈酒下一云豆淋酒①。并治卅六种风。㊉

遍身癞②，浮萍、芝麻各一斤，苦参、蒺藜各一两，研末，去油，蜜丸。每重一钱，陈酒下。又浮萍浓煮汁洗。㊉

皮肉毛发须眉

雾伤皮腠

如虫行皮中状者

肌肤不仁

解肌

肌肤甲错

肌若鱼鳞

肉瞤

毛发长

汗出发润

拾　遗

皮毛属肺，汗孔属心。凡疮痈痛痒甚者，连翘壳、生甘草、丹皮、食盐各一钱，煎，临卧服。㊉

皮中痒，二三日必发一寒热，如疟状，乃微风袭入肺系，为寒所束。麻黄、桂枝、甘草（炙）各一钱，杏仁（去皮尖，打）四十粒，生姜三片，煎，临卧服。不愈，再作服。㊉

皮中如有虫行，乃脾虚，津液不能作汁。党参、当归、甘

---

① 豆淋酒：用黑豆炒焦，以酒淋之；或大豆炒半熟，粗捣、筛、蒸、放入盆中，以酒淋之，去滓。

② 癞：癣疥等皮肤病。

草（炙）、白芍各一钱，桂枝、防风、丹皮各五分，生地、熟地、麦冬各三钱，肥红枣（去核）六枚，粳米一撮，煎，温服，取微汗。(待)

瘖子，色红最好，勿治之。若如水晶泡，手摩之不见者，医名白瘖，乃过发了汗之汗气也。急服制附子、白芍、甘草（炙）各一钱，党参、白术（米蒸）各钱半，煨姜三大片，红枣（去核）十二枚，煎服四五剂，托出红瘖，愈。否则病多反复。(亲)

紫癜、白癜两般风，附子、硫磺最有功，姜汁调匀茄蒂蘸，紫用紫茄，白用白茄。擦来两度便无踪。文按：癜擦尽，防成咳呛痨证。(待)

凡瘊子，牛涎、杏仁烧灰涂，以蛛丝缠根上，或以火灸瘊上。久久自脱。(待)

凡疮、痣、瘊，均灸支正穴，或本处艾绒为丸，稍加樟脑。隔布，或着肉，均可灸。(待)

凡膏药加雄黄、巴豆，去恶肉。(待)

山楂炭、铅粉、硫磺、巴豆、牛膝、老鼠、鳗鲡入乳香、没药，均消恶肉。(待)

蝼蛄焙研，加冰片掺管，能拔管。(待)

拔管法：在上部灸肩井、鸠尾穴，在下部灸足踝上二寸，各三壮。蛴螬虫剪去两头，安管上，艾炷灸，七壮一易虫。凡七易虫。(待)

蛀发屑，榧子三个，胡桃二个，侧柏叶一两，打如泥，雪水泡，梳刷。(待)

癞痢头，初起瘰瘰，出黄水，真青布揩擦，令痛。锡油盏内，隔宿油脚，着力齐发根擦之。又若满头生者，先煮甘草水泡洗，刮尽浮盖。用水银在瓦上烧的不活动了，研末，约三钱，加生甘草、黄柏各一两，绿铜、枯矾各五分许。五味研极细末，着发根上擦三五次。发秃处，常刷茅姜人参汤，发复生。（亲）

又蛀发屑方：黄牛门牙醋泡，烧研末，加枯矾、铜绿、冰片分许，柏子油调刷。先须用桑梗灰淋水，煎藜芦、甘草、王不留行、百部，梳洗多次，干了，乃擦刷上油。久洗久刷，自愈。（待）

发中生虱：百部四两，烧酒一斤，浸一日夜，绞出汁，齐发根着力刷，令透湿，布包扎，切勿泄气一日夜。明日用本人木梳梳发，死虱尽下，做两次除根。亦治男女阴毛中生八脚虱。（亲）

村中男、女、小儿发黄，猪板油饭上炖黑枣吃。（亲）

发际生千层疮，最忌剃刀刮、指甲剥。红菱柄中水擦，或磨橄榄核汁擦，日久自不生。（亲）

发生联珠疖，俗名抱头蛇窠，请斩蛇窠者念咒斩之。其白点头上掺升药，挤出脓头，孔眼极深，近霜降自平愈。（亲）

染须：蚂蝗二枚，放磁器内，饿七日，取乌骨雄鸡冠血，调以浓墨，倾猪尿中，令蝗饱食。针刺蝗出血，染须。（待）

眉棱骨痛：川芎、白芷、郁金、薄荷、龙骨、瓜蒂为末，嗅鼻。（待）

添刊：初生小儿无皮，早稻白米粉扑之。（待）

增：针铁入肉（待）

头额眩冒

苦头痛者

吐涎沫头痛者

脉弦细头痛发热者

头痛发热

饱则微烦头眩

起则头眩

下利止而头眩

食谷即眩

眩冒

或眩冒

奄忽眩冒

其人如冒状

冒家汗出自愈

头重不欲举

独头动摇

头目瞤

直视摇头者

额上微汗

额上陷脉紧急

额上黑

拾 遗

卒起头眩，似欲吐者，乃痧气或心下有水也。先用刮痧法见痧门。吞开口花椒三四十粒。另用法半夏一钱，生姜一片，煮一滚，凉之，缓缓匀多次服。㊟

头眩日久不愈：生白果（去衣）打如泥，百滚饭米饮汤送下。第一日只打一粒，二日二粒，递加至七日七粒。至第八日，又缩利一粒。七日一轮转，五六轮愈。㊉亲

头眩，近日暮甚者，乃下焦虚，肝阳升也。茯苓、熟地各一两，怀牛膝（酒制）、杜仲（炒）、黄芪（炙）、全当归（醋炙）各三钱，白芍、甘草（炙）、制附子、桂枝各一钱，山萸肉（去核）廿粒，久久常服。㊉亲

两太阳头痛：天南星、川芎等分，研末，葱姜自然汁，加牛皮膏炖烊，调上二味末，摊纸上，贴痛处。㊉亲

半爿头痛：莱菔汁微温，仰卧，左痛注右鼻，右注左。又陈荞麦面，热涂取汗，绢裹，昼夜勿去之。又白芷一味为丸，弹子大，开水吞下。㊉待

又荜茇研末，口含温水，随左右吹入鼻中。若诸方均不效，乃脑虚也，参、芪、归、地、附、桂、甘、芍加鹿茸等温补之。㊉待

年轻妇女，忽然头俯不能仰，若经水不利者，乃督脉为瘀血阻也。上鹿茸三钱，酥炙，陈酒隔水炖一日夜，烊化。全当归（醋炙）、怀牛膝（酒炙）各三钱，五灵脂、蒲黄各二钱半，炮黑姜、桂枝、甘草（炙）各钱半，熟地八钱，川芎一钱。先将九味浓煎如膏，布绞去渣，加鹿茸酒，匀三服，归一日夜服尽。常自以两手心擦热，揉摩少腹及两腰。㊉亲

妇女久病，头项浮肿者，半年必死。㊉亲

大头瘟，甚则浑身俱浮。防风、淡豆豉、茯苓、泽泻各三钱，车前草四茎，连根叶，一名打官司草。连翘壳、食盐各一钱，葱白三茎，水三大碗煎至一半，乘热多饮取汗，得小便

利，愈。（亲）

小儿头不合，名解颅。六味地黄丸加鹿角霜煎服，以绢紧裹头令合。否则千日死。（待）

有小女子三四岁，额右近太阳穴起一红瘰，手抓破，出血不止。精猪肉一片，掺穿山甲片末贴之，内服元参、地黄。（待）

面痣靥

面热赤而战惕者

面少赤又其面戴阳

若面热如醉状

面赤斑斑如锦文

头面赤而下重

设面色缘缘正赤者

其面目乍赤乍黑乍白

气色见于面部者

面垢

面浮肿

面色黧黑

面反瘦

拾　遗

十岁上下小儿，日暮面赤，俗名火升，乃血气足，非病也。若男妇伤寒病见之，乃肺气拂郁，以杏仁、桂枝、炙甘草、麻黄等微汗之。若久病成痨，乍赤乍白者，乃痨虫为患，急煎李氏回春丹一剂，匀两三日服。每日检开口花椒六十三粒，朝、

午、夜三次，开水送下，终年勿间。(亲)

雀子斑：白鸽、麻雀屎中之白粉，水漂出，和浮萍、肥皂、白附子、白蔹、白芷、密陀僧、山奈为末，白及汁拌作胰子样，朝夜洗面两次。又用上子儿玉，时时摩面上。又两手心自相擦热频摩面上。

附玉容散方：绿豆粉、白果肉、白芷、白及、白蔹、白附子、天花粉、甘松、山奈、零陵香、防风、蒿本、肥皂、僵蚕、铅粉等分，研，打作胰子。(待)

取恶痣：新石灰、碱，如指甲大，糯米七粒，巴豆一粒，同打如脂。先在痣上用线香烧起小泡，挑破，挤出血，点上药，如黍米大，洗面时勿经水，三五日由他自己脱落。如未去尽，照点二三次，除根矣。(亲)

黑靥子，比痣大数倍而平塌。新石灰，水化如面浆，用糯米数粒，插浆上，一半露出，经一宿，米如水晶。将靥挑破，放米少许其上，靥水自出，揩去水，做三五次自去。又痣靥，均灸左右手中指节宛宛中。(待)

鼻

鼻鸣

鼻中燥者

鼻息必鼾

鼻塞而烦又寒湿故鼻塞

鼻头色青又微黑又黄又白

拾　遗

鼻流黄水，腥臭，干则如牛皮膏，俗名脑漏、鼻渊者，乃胃家风热，熏及肺系也。切忌吃药，及嗅辛夷、牛脑等。用洗面水嗅润鼻孔，乃省去。夏月头上勿使扇，听其自汗出。日久自然省出一黄块，黏而臭极者，自愈。然不可要紧[①]硬省，亦无用也。㊅

鼻不闻香臭，名齆[②]。鼻头看鼻极深处，有多肉者，乃鼻痔也，针刺出血水。查面部取恶痣方药[③]。每日点之，日久痔自脱下，愈。㊅

又藕节有毛处烧灰，研末吹之。又瓜蒂、白芷、细辛、枯矾、菖蒲、皂角研末，绢包塞鼻中。㊅

赤鼻头：生白果一枚，打烂，临卧口津调涂，勿间。每朝用炒熟盐擦洗。㊅

鼻孔突出双红线，痛甚，灸头顶靠辫子一壮。㊅

鼻中有物不能出，皂角末取嚏。㊅

口 唇

口噤不能言

卒口噤

渴而口燥烦

口燥但欲漱水不欲咽

口舌干燥者

① 要紧：急切。

② 齆（wèng 翁）：因鼻孔堵塞而发音不清。

③ 面部取恶痣方药：新石灰、碱，如指甲大，糯米七粒，巴豆一粒，同打如脂。先在痣上用线香烧起小泡，挑破，挤出血，点上药，如黍米大，洗面时勿经水，三五日由他自己脱落。如未去尽，照点二三次，除根矣。

口苦
口难言
口开
口不欲食
口吐涎百
其口多涎
口伤烂赤
环口黧黑
唇口干燥
唇口青

拾　遗

口臭：香薷、藿香、薄荷煎汤，冷嗽口。日三次，夜含一口，卧咽。又川芎、白芷为丸，临卧含咽一丸。又浓煎橘皮、厚朴、茶叶苦汁，多饮探吐之。㊕

小儿雪口方[1]㊔

口中上颚忽起泡，渐大。忽抓破，令出紫血，嗽冷水，一二日脱白皮而愈。否则成悬痈，难治。盖吃油炒之热毒也。㊔

夜卧口干，含元参或洋参片子。㊕

口㖞：蓖麻子肉一两，冰片三分，生南星、干姜、生附子各三钱，研，加鸡蛋白、烧酒、飞面，打千下，做条子。㖞左贴右，右贴左。㊕

口角起白疳，冷茶洗，擦以冰片。㊔

口中出肉球，有根线，约长五寸，麝香、川连、冰片等分，

---

① 小儿雪口方：白芷二钱，连翘壳、生甘草、食盐各一钱，泽泻三钱，煎服二、三剂愈。愈后，以西洋参代茶。

研，用管吹根上，烧人发灰，筛细冲服。㊕

噤口伤寒，菖蒲屑一分，五谷虫五分，研末，砂仁汤送下。亦治口噤毒痢。㊟

口渴不止：五倍子研末掺舌上，开水送下。口含人参止渴。㊟

下颏脱落，乌梅饼塞牙尽出，张口流涎，随手掇上。又煎白术一两、防风五钱服。又天南星研末，姜汁调敷两腮。又请接骨入骱专科，推上之。㊕

茧唇，乃因唇上干燥，屡用舌舔，口涎胶黏作肿，如蚕茧也，时以冷茶洗刷，禁再舌舔，七日愈。㊟

舌齿

舌上白苔滑者

舌上白苔者

舌上燥而渴

舌上干燥而烦

舌不得前

口烂舌断也

舌则难言

舌萎

舌萎黄

舌黄未下者

必龂[①]齿

前板齿燥

① 龂（xiè 谢）：牙齿相磨切。

小儿疳虫食齿方

拾　遗

舌黄而厚，胃浊也，宜姜汁炒厚朴煎服。(亲)

舌薄白而润，病尚在表，只宜柴、桂、姜、枣和之。(亲)

舌中央一点黑如漆，刮之不去，水克火也。当以干姜擦之，内服干姜、附子、白术、甘草、茯苓等。若服滋阴药，一二年死。(亲)

舌中央多裂纹者，乃内虚体质，汗吐下均不可用，只宜建中扶正达邪。(亲)

舌光赤，面上有水晶泡，或似翳，乃损怯证，一年内必死。(亲)

伤寒，误吃香窜丹丸，引邪入心，舌短缩，口不能张，一念诚心煎服李氏回春丹，廿剂愈。(亲)

舌胀满口，掺蒲黄、干姜末。(待)

舌出血，釜下墨炒蒲黄、陈棕、黄芩、地榆、槐角，烧灰，研，掺之。(待)

重舌，舌根下忽生小舌头。银针刺，出血，嗽以冷盐汤。木舌[1]同治。(待)

舌出不收，掺朱砂、片脑[2]少许，以瓦盆投地作声。文按：宜服归、芪、地、芍、甘草大补气血之类。(待)

---

① 木舌：病名，又名死舌。多由心脾积热上冲所致。症见舌肿，渐胀塞满口，肿鞕而不柔和。

② 片脑：又称羯婆罗香、龙脑香，天然冰片。气味：辛、苦、微寒、无毒。

牙痛，老干姜研末，涂痛牙内外根上，闭口，切忌吸风冷，立愈。方虽骇人，用之神效。（亲）

牙肉浮肿，栗子外面之刺壳，煎水含嗽口。（待）

牙疳，痒多痛少，甚者顷刻穿腮露骨，扑擦文止痒生肌散[1]。（待）

牙出血，冷茶漱口，五倍子烧，研末擦之。又敷黄豆渣，内服六味地黄汤。（待）

叶敏之先生擦牙方[2]（待）

大小便时咬紧牙子，可以固齿。（待）

牙长出，白术一两，煎汤漱口。（待）

茄子科，马尿浸三日，酒炒为末，点牙即落。（待）

雄老鼠背脊骨，煅为末，擦落牙处，牙复生。又乌骨鸡雌雄粪、旧麻线鞋底，烧为末，加麝香掺上，一月牙复生。（待）

咽　喉

必咽痛

其人咽必痛

咽痛者去芍药

下利咽痛又二三日咽痛者

---

① 止痒生肌散：百部、芜荑、鹤虱、白蔹各一钱，枯矾、铜绿各三分，黄柏、生甘草各四钱，棉花胭脂一张，烧。上九味，共研极极细，如飞尘。用法：先煎生甘草水洗患处，用布揩擦，见鲜血痕，以知痛为度。用粉扑，或旧棉絮渫上药末扑之。日二次。

② 叶敏之先生擦牙方：生石膏、生大黄炒盐，各一两，明矾四钱，细辛一钱，共研末，置磁器内，每朝擦牙，嗽去，勿间。

咽中痛又咽中伤生疮

咽干

咽烂

咽中如有炙脔

咽喉痛唾脓血

咽喉不利

其喉为痹

非喉痹也

蚀于喉为惑

喉中如水鸡声

拾　遗

喉痛初起，用耳挖扒空耳中，滴冷茶少许入耳。不愈，少顷再滴。又于耳后刮痧。又细嚼自己手指甲，随津咽汁。㊉

喉痹，满喉红筋，姜制厚朴、福橘皮各一两，食盐三钱，浓煎苦汁，去渣，放小嘴茶壶内，随时咂咂。一壶未愈，多做最好。㊉

咽喉急闭，宜用吐法。㊉

喉中痒，或咳呛，肺管上有虫也，杏仁、百部、白蔹、芜荑、鹤虱、甘草、黄连各一钱，烘研去油，加铜绿三厘，再研，炼蜜为丸，着舌下，徐徐噙咽汁。日二丸，勿间。㊉

咽中起白点，肿痛。[1] ㊉

---

① 咽中起白点肿痛：白芷二钱，连翘壳、生甘草、食盐各一钱，泽泻三钱，煎服二、三剂愈。愈后，以西洋参代茶。

眼目

目重脸

目瞑

目中不了了

目眩

目睛晕黄

目脉赤

目赤如鸠眼又目四眦黑

或从目出者

其目正圆者

两目黯黑

目如脱状

头目瞤

合目欲眠

目泣自去

目下有卧蚕

目直视

皮目瞤瞤

眼中生花

眼睛不慧

拾 遗

眼翳，公麻雀屎，头白而尖者是也。水漂，专取水面白的，晒干，人乳调点，眼科匿名为白丁香。又炉甘石，童便浸半年，研，人乳调，点大眼角。又白盐点翳上，随即揩去。㊕

去星：木贼草三四钱，干姜、白术、炙甘草、党参各二钱，泽泻一两，煨水姜三大片，大红枣去核十二枚，乘热服，辛出头汗，八九剂愈。忌多用目力。又将耳朵折倒，见有红筋，油纸燃焠作爆响。又移星草拌鸡蛋，油煎，每日吃一个，勿用盐。七日后，四眼不见，红绿绸移系花树上去。(亲)

飞丝入目[1]，磨浓墨点眼角。闭目，用圆头簪。手法：翻转眼皮，灯草卷之。(待)

因惊恐两目昼夜不能闭，郁李仁三钱，酒煎饮醉。(待)

目不能久视，当归（醋炙）、党参（炙）、女贞子、枸杞子、白术（米制）各三钱，沙苑蒺藜、白芍、炙甘草、炮姜、山萸肉各钱半，煨水姜三片，大红枣（破）十二枚，桂圆肉九枚，熟地一两。上十四味，浓煎如膏，一剂匀两三日服。必久服乃效。(亲)

目视一物成两物者，精散则视歧，肝肾虚也，肾气丸[2]主之。(待)

内障，熟地、麦冬、车前子草自去采。等分，蜜丸，久久服。(待)

枸杞子、真黄甘菊等分，蜜丸，久服，永无目疾。(待)

目睛破碎，牛口涎[3]日点二次。黑睛亦验。(待)

---

① 飞丝入目：病证名，又名天丝打眼。即异物入睛。可见眼痛赤涩，肿胀难睁，泪热羞明，鼻流清涕等症。

② 肾气丸：干地黄八两，薯蓣、山茱萸各四两，泽泻、茯苓、牡丹皮各三两，桂枝、炮附子，各一两。上八味，末之，炼蜜和丸，梧子大，酒下十五丸，加至二十五丸，日再服。

③ 牛口涎：又名牛涎。治噎膈，反胃呕吐，目睛破损。

目珠突出至鼻，痛甚，煎羌活汤服。又川连、甘草、冰片、硼砂研，人乳调，点眼角。(待)

每年九月二十三日，采桑叶煎水洗眼一次，老年能夜书。(待)

双目不明，虔诵观音大士语“能伏灾降火，普明照世间”二句，数月神效。(亲)

覆盆子打，绞汁，滴目弦虫。(待)

眼丹，银硃敷，贴精猪肉。(待)

偷针眼，灯油燃纸，在鼻上爆之。(待)

烂眼皮，猪肝上筋膜拌白糖，打烂，候三日有腌气[①]了，覆眼上，卧一宿，有小虫出。昼用甘草水洗去之。又铜绿少许，人乳化，点弦上。(待)

瞳神反背[②]，养熟新产狗乳，日拭三次。(待)

眼瞠[③]生疖成漏，柿饼去皮，打，涂。(待)

耳

此必两耳聋无闻也

耳前后肿

两耳无所闻

拾　遗

大病忽耳聋，乃欲解之兆，勿妄治之，服小建中汤。(亲)

---

① 腌气：即哈喇味。

② 瞳神反背：眼珠偏斜严重，黑睛几乎不可见者，称为瞳神反背。本病主要由风中经络所致。

③ 眼瞠：眼眶。

谚云：耳朵弗扤弗聋。(亲)

耳聋，每日平明以指捏紧两鼻孔，使浑身之气，尽入耳中，必闷极了乃放手。(待)

耳内出臭水，稻柴心卷新棉花作拈子，时送入，卷干净臭水。蛇皮尺许，棉花胭脂一大张，同烧灰，铜绿、枯矾各分许，生甘草、黄柏各三钱，共研细末，吹入耳中半厘许，日卷吹数次。若耳廓经臭水搭烂，亦可扑之。(亲)

两耳近腮发肿，名发颐。南京粗肥皂合盐、醋，打如脂，厚涂之。又灸发顶螺中，四十九壮。(待)

耳内生粒，名聤，极痛，线香火在根上一点，起泡，挑破，令出水，用上点痣药，调水点三五日，自脱。又人指甲，煅存性，加冰片吹之。(待)

耳根后起核，硬如石，生半夏、生南星、硫黄、火硝各三钱，飞面、食盐各五钱，打二三千下，拌烧酒，再打千下。先将硬核用指极力揉动了根盘，愈活动愈妙。炖热药，厚涂之，一日夜，内中作痒者，久涂可消。(待)

百虫入耳，麻油煎杀虫药，滴入，纸卷樟脑塞耳。(待)

添补耳聋丸：熟地八两，茯苓、泽泻、丹皮各三两，磁石、五味子各二两，山萸肉、怀山药各四两，上八味，共研，炼蜜丸，清晨淡盐汤送下三五钱。汤通甫传。(待)

颈 项

头项强痛

跻颈而还

颈项强急又项背强

颈项强

颈项强而眩者

拾　遗

项强，俗名老虎头颈，贴消无名肿毒之硇砂膏。㊟

栗子筋初起，先天荷叶草，打绞汁，临卧陈酒冲服半杯，终年勿间。其草叶小而圆，似初出水小荷叶，茎亭亭直。出常熟小东门、北门外，有说香山亦有。又白马蹄爪壳烧灰，研，陈酒冲服。又炙肘尖曲池穴，弯臂，以手仰置肩上，掐之微麻者，是穴。又灸肩井穴，即肩髃穴也。男左十八壮，右十七壮。㊕

若日久肿溃者，掺六味铜矾散陈升药、芦甘石、滑石、冰片、铜绿、枯矾等分也，外贴清凉膏，内服人参须，每日一钱许。又因食狗鼠余而生者，以狗齿涎，拌老鼠肉，烧灰，研末服，一半敷患处。㊕

对口疽，生项后与口正相对。初起茄子蒂十四个，红何首乌二两，河水煎，空心服。外采桃叶，铁斧打烂，贴患处。又猪板油，炭火烧热，擦之。㊕

若红肿见白头，无脓，煎服老苏梗、桂枝、干姜、炙甘草、白芍（焙）各钱半，全当归（炙）、黄芪（炙）、白术（米制）各二钱。另炖上鹿茸片钱许冲入，同服。又时以神灯照①之。脓去后以人参、鹿茸收全功。㊕

心　胸

心中懊侬

---

① 神灯照：油纸捻点着，离肉半寸许，游移不定，如寻物状，时时照之。一日八九次，多照尤妙。

心中懊侬而烦

心中懊侬而热

心中悸而烦者

心中结痛者

心中痞鞕而满

心中嗢嗢欲吐

彻心中愦愦然无奈者

心中热欲吐者

必心下悸

心下必结

正在心下

心下痛按之石鞕者

心下逆满

心下支结

心下痞恶寒者

心下痞按之不濡

心下鞕满者

心下满而烦

必心下坚

心下坚筑

心下坚大如盘边如旋盘

心下急郁郁微烦者

厥而心下悸

心下悸者

心动悸

叉手自冒心

心烦但欲寐

气上撞心

心痛彻背

心悬痛

心如噉蒜状

心痛发作有时

寒实结胸

胸中窒者

即胸中隐隐痛

脉促胸满者

常欲蹈上胸上

拾　遗

九种心痛，草果、元胡索、灵脂并没药，酒服二三钱，一似手拈却。(待)

心口一点痛，胃脘有滞也，香附、良姜各一钱，研，米饮、姜汁各一匙，调服。(待)

心惊，名怔忡。米制白术，荷叶包，蒸晒，研末，每服一钱，开水下。一年勿减。(待)

心中若怕，不能自主，心气虚也。人参，桂圆肉包，每临卧嚼吃。(待)

腹少腹

法当腹中急痛者

及腹中血气刺痛又妇人腹中诸疾痛又妇人腹中痛

怀娠腹中疞痛又妊娠腹中痛

腹中寒气雷鸣切痛

腹中雷鸣

汤入腹中转失气者

腹满痛者又因而腹满时痛者又大实痛者

短气腹满而喘

腹满而吐食不下

发汗后腹胀满又下利腹胀满

腹满时减又腹满不减

支饮腹满者

腹大不能自转侧

其腹如鼓

但少腹急结者又少腹当鞕满而小便自利者

若转气下趋少腹者

从少腹起上冲咽喉

少腹如扇

妇人少腹满如敦状又少腹里急又少腹寒

少腹恶寒

少腹满按之痛者

痛引少腹

至少腹鞕满而痛不可近者

少腹肿痞按之即痛如淋

拾　遗

腹大臌胀，车前草连根茎叶全用俗名打官司草。多多为君，加八味肾气丸药料，浓煎膏子，每服半盏，日二服。磨广木香，水冲化服。鸦片烟绿豆大小口，偶尔呼呼。常自以手摩腹，半年愈。㊟

腹大而前阴亦肿，俗名河白病，收太湖边河白水草药店有煎水，放大盆内熨洗，令多出汗，日久自愈。(亲)

又灸脐下一寸气海穴。又赤商陆根，打，敷脐上。(待)

单腹胀，雄猪肚一具，洗净填满火蒜，砂锅煮烂。单吃蒜，令放屁。又花头海蜇煮荸荠，约三炷香，单吃荸荠，每日五个。(待)

腹生米癥，喜吃生米而腹大也。鸡尿白同米炒焦，研，水调服，探吐之。(待)

腹生发癥，其人喜饮油，以油置口鼻间，但闻油香而不得饮，其虫自出。旁人以手擦石灰，捉住，烧之。又雄黄末五钱，油半碗，调服，虫自吐出。(待)

腹中绞痛，不呕不泻，名干霍乱，俗名绞肠痧。明矾一钱，滚水泡灌。又盐炒红，童便调饮。(待)

腹痛，口拌清水，时愈时发，葱、姜各一二斤，切，打，绞去其水，炒热，布包捆缚于肚脐眼上，一月勿解脱，除根。文得之乳母许方也。(亲)

心腹卒痛欲死者，手足浸热汤水内。(待)

腹膨胀，以厚朴为主药。虚加党参、半夏、生姜。实加枳实、大黄、木香、陈皮。(待)

脐

脐上筑者

胎动在脐上者

痛引脐中

脐下悸者

脐下有悸

绕脐痛

夫病人绕脐痛

绕脐痛苦

绕脐寒疝

脐筑湫痛

当脐握热

当脐跳

脐肿

拾　遗

脐眼中受风冷，小儿起惊，大人寒疝，难治。四季昼夜须遮护暖了。㊇

初生小儿脱下之脐带勿洗，炙，研末，拌炒米粉，令尽食之，一世无脐风病。㊋

小儿脐中出黄水，合子烧灰，敷之。合子似绒呢。又赤石脂，龙骨煅，研，掺之。㊋

脐风，抱小儿灯火照看，脐眼下游青紫筋一道，上行至肚皮上，分开两叉。用艾火，小麦大，或灯草火于青筋起处灸焠。三壮。又于分开叉头上灸焠。三壮，筋自缩去，仍灸焠。以消尽青筋为度。又足指甲上，正中男左女右，灸三次，足心亦好。又天灵盖软处，四向灸四灼。又脐眼下半寸，多多灸之。又背脊骨第三椎下两傍，隔两指阔，名肺俞穴，左右各灸三次。十四椎下两旁隔两指阔，名肾俞穴，左右各灸三次。又将儿手背，男左女右，顺揉三十六遍，即覆儿手，在手背劳宫穴灸一次。以上灸法，病松便止，不必遍灸也。㊋

灸脐，用党参、制附子、白术各一钱，干姜、茴香、桂枝各五分，丁香三分，研，填满脐眼中。覆红布，用小铜勺生炭火，在红布上熨之，治直中阴毒、久痢、小儿惊风。无病，人灸之，却病延年，兴阳种子。㊉

大附子、马前子、蛇床子、木香、官桂、吴茱萸各四两，生姜二斤，葱白三斤，油熬至滴水成珠，下东丹作膏药，贴脐上。治男子失精，女人带下，一切虚损。㊉

绕脐生疮，脐眼出脓，肠痈也。吃陈醋大蒜，日一个。㊉

前后阴

或引阴中拘挛又阴头微肿

蚀于阴为狐又蚀于肛者

阴头寒

腹满阴肿者

阴下湿如牛鼻上汗又其人阴肿

阴狐疝气者

妇人阴寒又阴中生疮又阴中蚀疮烂者

阴吹如屁

令阴掣痛

必痔

拾　遗

阴毛际起一小杠子，名横痃①。若穿，成鱼口，用盐皂涂法。南京大肥皂荚却子，炒香。十枚，食盐二两，醋一杯，共打

---

① 横痃：病证名。又称“便毒”。指腹股沟淋巴结肿大。初期形如杏核，渐大如鹅卵，坚硬木痛，红肿灼热，或微热不红。

如脂，厚涂一日夜，内中发痒者消。㊔

阴茎生疮，妇人月经布烧灰，蜜调敷之，以少许冲服。㊕

玉茎缩入少腹，若一无病苦，但似欲失精者，或得之病后，或心中有着急事，乃肝肾虚也。切勿害怕，愈怕愈缩。全当归（醋炒）、熟地各五钱，白芍、甘草、西洋参各一钱，煨姜一片，红枣（去核）十二枚，久久煎服。至若腹痛、肢冷者，中寒病也。附、桂、姜、萸、参、术、甘煎服，外用姜、附、艾末、硫黄，灸其少腹。㊔

男子阳强，老丝瓜络、甘草梢、黑豆加食盐煎，代茶。又兔子多吃，痿阳。㊕

阳痿，吃韭菜炒虾。又高力参、枸杞子、茯苓、熟地、煨姜、红枣，久久煎服。㊕

肾囊起粗皮，俗名绣球风，乃指甲搔之毒也。温水浸洗，揩干，少少扑冰片，一月不经指甲搔，愈。若痒甚，可用布擦。㊔

疝气阴囊肿痛，艾灸三阴交①七壮穴在左脚内踝，螺蛳骨，排上四指阔。又东壁土炒苡仁四两，煮成膏，酒冲服。又茴香生姜汁浸，入青盐同炒，研，酒丸，梧子大。每服卅丸，米饮下。又肾子肿，或左或右，名偏坠。老丝瓜络瓦上焙枯，研，热酒冲服三五次。又偏左，荔枝核焙研，一岁一粒，好酒冲服。偏右，小茴香五钱，盐水炒，研，空心每服一钱，日二。㊕

小儿阴囊大，名胎疝。五月五日午时，脚盆盛温水，放中

① 三阴交：原作“三阳交”，据文义改。

堂，抱儿将阴囊放水内一浸，即在中堂门槛上一搁，其槛上阴囊水印痕，将艾火在槛上水印中灸之三壮，囊自小，可除根。㊕

阴肿如斗，蔓青子[1]打涂。㊕

小儿阳物被线捆肿大，坐冷水内自缩。㊕

冷气入阴囊肿痛，煎大蓟汁服。又川椒、桂皮研末涂。㊕。

妇人阴户中掣痛，如冷风袭之，蛇床子仁和铅粉作挺子，炖热插入，坐以暖之。内服制附子、党参、茯苓、芍药各钱半，白术二钱。㊕

阴挺菌，石灰水洗。或矾水，或用藜芦末调猪油敷。㊕

小便出粪，裤裆布烧灰煎服。男用女，女用男。㊕

阴户交接出血，或痛，当归、黄芪、党参、川连、枣仁、茯神、甘草、蚕丝棉、猪尿胞、桑白皮为丸，或煎服。少腹贴肉桂膏。㊕

男女脱肛，石榴皮、诃子煎水洗，手托上，吸住。艾火灸头顶心百会穴。又矾、五倍子研掺，内服升、葛、参、芪、苓、术补气利水药。又卷柏盐水煮半日，井水煮半日，焙研，治肠风脱肛。又人参、樗皮研末，米饮下，治久痢脱肛。㊕

痔疮，连蒂老丝瓜烧研，热酒调下三钱，五服见效。又无花果叶，瓦松、大黄煎水洗。又患痔人多吃无花果、鲫鱼、鳗、鳖佳，忌茄子、胡椒。㊕

又大凡痔，切忌妄治，刀割敷药吃药即使治好了，必变他病，一二年死。切嘱！㊆

---

① 蔓青子：蔓荆子。

痔漏，出恭时放血如线，用百部、芫荑、雄黄，少加樟脑研末，放筒瓦内，烧着，套小竹管对准粪门有虫眼处熏之。㊄待

小儿猴狲疳①，甘草菊花水洗。用猴狲屎烧灰、滑石、赤石脂、丹参、丹皮、甘草研末，蓏油调敷。(待)

肛门生疮，鸡内金末干敷。(待)

粪门内痒，百部、花椒、枯矾、铜绿浸水，用管子送入极深痒处。(待)

久痢下重，屎孔痛，肝肾汤主之。制附子、白术（米制）、党参、当归、黄芪、白芍、炙甘草各钱半，大熟地、怀牛膝（酒制透）各一两，浓煎去渣，磨广木香汁一匙，砂仁、五谷虫末各三分许，冲入，搅和，匀三次服。(亲)

坐板疮，滑石、生甘草、大黄、黄柏末，调猪油敷。(待)

印疮，俗名阴疮。生蒲黄铺作垫，内煎服李氏回春丹，十剂，偶有生者。(亲)

偷粪老鼠，生前阴后，粪门前。初起用横纹老甘草带节一两四钱，取山间长流水一碗，将甘草蘸水，文武火炙干，仍投水内，以炙尽水为度，研末，酒服，一剂匀三日服。若不消，再作服，服至消尽为度。又据安徽友说，黄金树之子其叶盖酱黄。炒研末，每服三钱，红糖化服，长年久服。(待)

若生于腿胯小腹之间，或一边，名便毒，山药、砂仁捣涂。又人家平地上燃起之千脚泥，生姜醋磨，敷。又灸法，

① 猴狲疳：病证名。症见初生儿臀部焮肿溃烂，红赤无皮；重者可延及全身皮肤，以上窍为甚。类似胎传梅毒，现已罕见。

用细稻草，自手掌尽横纹量起，直至中指尖，齐甲止，剪断草，即将草于手腕横纹量起，倒向臂量也。向臂当中草尽处，在臂皮上用笔圈记出，是穴，艾火灸二三壮，肿消痛止为度。㊕

背

口燥渴背微恶寒者

口中和其背部恶寒者

背反张者又项背强

背强

背强不能行

侠背行

心痛彻背背痛彻心

其人背寒冷如掌大

拾　遗

发背初起一小瘰，似痒，白花益母草连根叶，烧存性，冰片、麻油捣敷二三日。若消不去，反有寒热、红肿，服苏姜五味汤。老苏梗、干姜、桂枝、炙甘草、白芍各钱许。服二三剂，寒热自退。红肿焮起勿怪，用神灯照法，仍服苏姜五味汤，加黄芪、当归各二钱，一二剂，自然脓透。用升药、降丹、清凉膏拔尽脓腐，时仍用神灯照法，一月收全功。多吃猪肉长新肉，誓不欺人。㊇

又生于正对前心，名对心发，极凶。生略偏，手搭得着，名□下搭手，治均同上。㊇

肩　腋

息摇肩者

肩息

痛引缺盆

腋下温

拾　遗

腋下皮里膜外，起一核，渐大，俗名轧鸭蛋。治之方：每日用生鸭蛋一个，轧在腋下，贴着核处，约一时许，蛋似温了，四眼不见，走向井上，对准井口，将腋一松，蛋自落入井中，急走开，勿回头看。每日做一次，自消。又核上贴阳和解凝膏。（亲）

猪狗臭①，浓姜汁炖白及片子，绞出腻汁，时涂腋下小孔。又或加蜜陀僧、樟脑、轻粉、白矾研末，同涂半年，勿间。（待）

凡肩、腋、身之侧有病，用药必以柴胡为引经。（亲）

乳针线无

拾　遗

通乳汁，通草二钱，猪前蹄带爪尖者一对，同煮饮汁。（亲）

乳膨胀，大麦芽二三两煎服，唤五六岁小儿吮。（亲）

乳头直上一寸许，皮里膜外生一核，按之似酸，不红肿，此乳岩初起结核也，消岩汤主之。方：水炒柴胡、白芍各一钱，

---

① 猪狗臭：狐臭。

大麦芽一两，全瓜蒌（破）大者一只，煎去渣，加陈酒一盏，每饮半饭碗，用手有意无意隔布衫在核上揉之。必服至消尽为止。若穿溃，难治。(亲)

乳痈照上方加鲜金银花藤去花甲。四两，生甘草三钱。(亲)

小儿切忌用乳娘。久吃乳，愚而多疾病。(亲)

乳汁自流，吃十全大补汤。(待)

乳头破裂，蛤粉、棉花、胭脂烧灰，调白及汁敷之，内服参、芪、芎、归、地、芍等补气血药。(待)

小儿倒乳，大麦芽一两，老豆腐一块，加饴糖煎服。(亲)

乳病，豆腐店做豆腐板下之水，一大桶，熬成膏，凉透，厚涂，干即再敷。统治乳病。(待)

胁

引胁下痛

病胁下素有痞块

胁下有水气

胁下及心痛

胁下满痛

胁下逆抢心

胁下痞鞕

胁下鞕满

胸胁逆满

胸胁苦满

拾　遗

凡胁病，柴胡主药。白芍、青皮、枳壳均可用。(亲)

白芥子、吴茱萸研末，醋调，敷胁上止痛。(待)

胃脘、胸胁上痛，均可饮韭汁，服白芥子末。(待)

两胁胀满，炒盐布包熨之。又胁下死血，痛如针刺，柴胡、桂枝、黄芩、白芍、半夏、人参、川芎、当归、桃仁、红花、乳香、没药、怀牛膝、丹皮等分炒，水和酒各半煎服。若大便坚而黑者，加大黄、蛴螬。(待)

胁下生疮，漉漉有声，隔蒜灸两小腿阳陵泉穴。穴在膝下外边，腿缩有一窝。(待)

腰

腰痛

腰痛胫酸

虚劳腰痛

脐肿腰痛

背痛腰疼

腰重如带五千钱

从腰以下有水气者

从腰以下必重而痹

腰以下肿又腰以上肿

或引腰脊

拾　遗

闪腰，广木香末，纳鼻取嚏。又挫闪腰痛如锥刺者，瘀血也，怀牛膝、五灵脂、蒲黄、当归（炙）各三钱，砂仁、川芎各一钱，水一大碗，煎至半碗，加陈酒两碗，再煎三五滚，畅饮，以手摩痛处。(待)

闪挫腰痛，不能俯仰者，立直，在前面以细竹度至脐，即断，截竹。乃度背脊，用笔圈出，灸之。随年几岁，烧艾几次。灸毕，自己一人私自藏好竹，勿令人知之。(待)

肾虚腰痛，匾板栗子风干，每早枕边放七个，细细干嚼吃。又猪羊腰子、杜仲，水和酒煮食。又杜仲（姜汁炒）、破故纸各四两，胡桃三十个，为末，姜汁炼蜜为丸，盐汤下一百粒。(待)

摩腰法：附子尖、乌头尖、天南星、川椒、吴萸、丁香、樟脑、官桂、干姜等分，红灵丹一服为末，蜜丸，桂圆大。每日饭后生姜汁化开一丸，放掌中，摩两腰，必令药尽着实腰上，乃烘热棉衣捆缚定腰。(待)

蝼蛄上半截通腰以上水肿，下通下。炙，研，酒下。(待)

手指臂掌甲

手掌烦热

指头寒

或但臂不遂者

拾　遗

心虚手振，酒客手振，均难治。初起必强用力忍住之，勿令振惯。(亲)

天蛇头疔，文专用神灯照法，令作脓挤尽，掺升药，贴清凉膏。虽指甲脱去，一月内必复生好。若信用刀针敷药，必伤指或残废，甚者疔毒内陷而死。托盘疔治同。(亲)

鹅爪风，俗名油灰指甲。热烧酒浸软，涂白凤仙花根，一年弗经铁器，脱下而愈。(待)

臂痛，姜黄、羌活、独活、川芎、当归、白术、甘草、桑枝、桂枝、白芍等分，水和酒煎服。(待)

足膝胫肘

独足肿大又胫冷又脚肿如脱

肘肿按之没指

膝胫拘急者

两胫自冷

两胫拘急又虚则两胫挛

上气脚缩

拾　遗

夏秋间烂脚[1]。(亲)

脚气似伤寒，但足胫肿大，白矾二两，三尺下老泥浸水二三十碗，加杉木十数片，煎水，倾杉木桶内，浸没足踝。留一半水勿下火，以备冷则添入。上身围大被，令汗出。又杉木节、橘皮、大腹皮、木瓜、槟榔等分，童便三升，煎服。又木瓜、杉木节研末，酒调敷胫肿处。若痛甚，用针刺出血。又赤小豆煮鲤鱼吃。又服瓜蒂散。又灸足三里穴。(待)

痿躄，足筋弛纵不能步。若服苍术、黄柏、牛膝等不效，乃脾弱也。玉烛即萎蕤二两为君，杜仲、狗脊、当归、黄芪、党参、白术、怀牛膝各两许。或加虎骨、鹿筋，水和酒各半，煎膏服。(待)

---

① 夏秋间烂脚：羌活三钱，防风一钱，泽泻、茯苓各四钱，连翘去心、生甘草各八分，食盐一钱，煎代茶。

流注，生足膝肘，皮里膜外，似核而成串者。初起用葱炒热熨之，内服赤芍、木通、白芷、首乌、枳壳、茴香、乌药、当归、甘草、独活等分。文加柴胡、桂枝、桑枝、怀牛膝、苡仁、丝瓜络、乳香、木瓜、刺蒺藜九味同煎。又刚炭灰、火硝、白砒，酒调涂。近药店合芋艿丸子，多服令人吐血，慎用。（亲）

脚心下起水晶泡，乃湿热出路，勿治之。挤破出黄水，自愈。（亲）

鸡眼膏：生白果打烂，入桐油熬枯，去渣取油，加雄黄少许，摊皮纸上。先将鸡眼用热水泡软，乃贴，有红丝拔出。又生葱汁亦可贴。（待）

嵌枣、大枣去核贴，候枣烂，乃去之。（待）

指甲缝嵌成疽，陈皮煎汤浸透，甲肉自离，可剪去之。又细茶嚼烂敷之。（待）

右脚缩，大肠痈，左小肠，苡仁附子败酱散。又甘草、滑石多服。又地榆半斤、甘草二两、金银花一两，水和酒各半煎，空心服。（待）

缩脚疽，一名附骨疽，骨内痛甚，与缩脚、肠痈自异耳。有寒热，每生于腿上，内虽痛甚，外皮色不变。用白芥子、艾绒、紫苏、乳香煎洗，渣炒热熨，缚痛处，内服桂枝、附子、白芍各钱半，生甘草、木瓜各七分，熟地、怀牛膝各五钱，乳香（去油）、没药各二分，水和酒各半，煎服，自消。（待）

添小金莲方：细辛、丁香等分，约共两许，研末。先用开水泡皮硝四两，浸两足，揩净，将上药末洒满足上，乃裹紧。裹一次，洒一次。脚带上亦多撒。三日浸皮硝一次。凡百日，包小不痛，不生鸡

眼。㊕

上二药末亦治冻疮疮痛。㊕

手　足

手足三部脉皆至

四肢微急

手足濈然汗出者

手足漐漐汗出

手足自温者

手足反温又手足寒

手足烦热

手足尽热者

手足躁扰

手足厥者

手足冷

手足厥冷又手足厥寒

手足厥逆

手足逆冷

手足厥冷无脉者

四肢拘急

四肢沉重

即重不胜

四肢苦重

四肢聂聂动者

四肢烦痛

四肢历节痛

手足不仁

时瘛疭

臂脚直

拾　遗

四肢不举，名行痹，脾实也。甜瓜子一两，煎服。(待)

手足破裂，膏药脂熔，敷。又时以红枣肉擦之。(待)

气

以卫气不共营气谐和故尔

然以营气不足又当和胃气

客气动膈

其气上冲者

气从少腹上冲心者

治其气冲

噫气不除者又外气怫郁

少气气逆欲吐

气上冲胸

伏气之病

动气

咳而上气

但气痞耳

但苦少气

胸中气塞

水气病

拾　遗

凡有肝胃气者，切忌吃糯米粉食点心、菱肉面筋。(亲)

肝胃气方：红枣肉七枚，陈皮、生姜各三钱，水煎服。屡见奇效。(待)

凡治肝气及心满，仲景《胸痹心痛短气篇》方法甚效，不可不读。(亲)

血

衄乃解

兼衄

春至夏衄者太阳

吐血病

血自下

下血谵语者

必动其血

必便血也又便脓血者

必圊血

先便先血

经水适来

名曰血崩

妇人有漏下者

浴水赤

则尿血

拾　遗

吐血，或痰中牵红，用棉花揩其血，烧灰，或自己清白小便，或童便，或陈酒化下。除根。(亲)

又鸡蛋一个，打一孔，倒去黄及白，只用空壳。打鲜茅根去心，将茅根装满在蛋壳内，饭上蒸之。壳中有清露，甜如蜜，随孔呼吃。照做七八个。多做吃，尤妙。此文岳母周宜人所授神方也。(亲)

下血，小肠有寒也，姜归六味汤[1]主之。(亲)

又地榆（去皮），独取上截梢，自行炒成炭，研服，止肠风血痢，下时漉漉有声者。(待)

诸恶疮血出不止，寒水石细末掺之。(待)

生漆烧灰，化瘀血为水。(待)

白芍、炙甘草同煎服，大补阴血，舒筋急。(亲)

血气痛如锥刺，五灵脂、蒲黄各三钱，研服一钱，名失笑散。(亲)

鼻血，若在伤寒名衄，俗名转红汗，听其多出勿治之。若平人用纸紧塞鼻孔，勿令多流为第一妙方。陈墨，灯草，头发浸冷水，血点大眼角，铜钱做枕头，诸方均不若[2]也。(亲)

又出血过多，面白，急服黄芪、党参、怀牛膝、白芍、炙甘草等分。若恶热，加炒黑黄芩、粉丹皮。恶寒，加炮墨姜、制附子。(待)

精

精自出又男子亡血失精又精气清冷

梦失精

---

① 姜归六味汤：炮姜、制附子、绵芪、当归、白芍、炙甘草等分，浓煎五、六服。

② 不若：不如；比不上。《墨子·亲士》：“归国宝不若献贤而进士。”

拾 遗

男子常服浓辛姜枣汤，治精气清冷。若能节欲，便为种子神丹。(亲)

大病后忽遗精，乃余邪尽去，大吉之兆，勿胆怯，亦勿服药，可服姜枣汤。(亲)

素有遗精者，当晚眠早起，勤于做事，切忌贪睡第二觉。若未娶妻，及久客者，及早完姻，同房为要。盖九窍宜通畅。若信服固涩药，久久成劳瘵。(亲)

治遗精法：临卧并紧两足，直立床前，吸气三口，使丹田之气，直上送至脑丸。凡三次吸气九口，乃脱袜，以手足心互相摩擦，左右各百遍，乃卧，勿多覆两足。(亲)

据说荷叶研末酒服，止遗精。(待)

汗津液

漐漐微似有汗者

其人漐漐汗出

手足濈然汗出者

发热汗多者

喘而汗出者

汗出而渴

发汗遂漏不止

发汗过多

汗出多者

复极汗出者

目合则汗又若自汗出者

但头汗出

阴不得有汗又今头汗出

微盗汗出

汗先出不彻

汗出不解

汗出沾衣色正黄

汗出发润又身汗如油又柔汗发黄者

战而汗出

津液自和

津液当还入胃中

重亡津液

拾　遗

覆汗必从腰腹起，下至两足，温覆取微微似有汗者，即松之。上身及头切忌覆汗，多汗亡阳、伤津液，遂至变病百出。㊟

敛汗法：极热手巾，绞极干，向下揩，闭汗孔，内服黄芪、防风、白术、五味子。若微似恶寒者，服制附子、炙甘草各一钱，白芍二钱。㊟

带露桑叶，烘，研末，米饮下，止盗汗。又糯米、龙骨、牡蛎研末，扑，止汗。㊕

凡男女两脚时有臭汗者，一世无疾病，所以两脚必须暖也。㊟

凡人身汗斑、癣、癜，均不可敷药乱治，治好变为痨瘵不

可救，但用百滚水①洗擦其痒，则可。㊅

痰饮涎沫

痰饮咳嗽病脉证

吐涎沫

肺痿吐沫

反有浊唾涎沫者何

多涎唾

吐浊涕

呕吐涎唾

妇人吐涎沫

喜唾

拾　遗

桂枝、炙甘草、干姜等分研末，炼蜜丸，黄豆大含舌下，随津咽汁，痰出自然顺利。㊅

参芦研末，逆流水煎服，吐顽痰。又藜芦煎水服，吐痰饮。㊕

生明矾敲碎，如绿豆，每食毕，开水送下一粒。二粒为度。涤痰饮，定喘哮。㊕

橘皮（去白）二斤，要真福州橘子。甘草、食盐各四两，蒸打如脂，少少点吃，日三五次。下顽痰宿垢。㊕

射干熬膏，行积痰，摊贴结核瘕疝。㊕

五痫病，俗名羊头疯。南京肥皂荚，去子膜，炙香，研末，

① 百滚水：反复沸腾的水。

丸如椒子大。每日一丸，枣子膏汤送下。常年服，勿间，吐泻出顽痰，愈。㊢。

尿小便淋

小便不利者

必小便难

不得溺也

小便数者

必遗尿

遗尿

即遗溺

则遗溲

其小便清者

若小便色白者

小便如粟状

尿如皂荚汁状

拾　遗

小儿女夜遗尿，重打屁股上数下。二三次，永不复遗，勿姑息。㊪

三四岁小儿女，尿在地上，顷变米泔白色，乃疳积之初也，多服浓辛姜枣汤，自愈。㊪

热淋，香片茶叶，泡浓汁一大碗，加食盐五六钱许，冷之，缓缓匀多次，服尽。欲小便，反姑忍住之，必候大半日，尿积多不过，实在忍不住了，乃小便。可再泡一碗，照服。方虽平淡，屡验。㊪

妇人时时遗尿，及如厕。又溺不出，乃有瘀血碍尿脬也。生五灵脂、生蒲黄、归尾、桃仁、甘草梢、嫩桂枝各三钱，怀牛膝一两，研末。大熟地四两，熬成膏，拌上药末，捣为丸，梧子大。每服廿粒，日三服，开水下，以手摩少腹，日三百遍。久服自愈。㊇

赤淋，俗名尿血。益母草打汁服。又发灰二钱，研筛，藕汁调服。又淡豆豉一两煎服。㊉

妇人忽然小便点滴不通，名转胞，《金匮》肾气丸五钱，一半煎服，一半吞服探吐。㊇

屎　利

恐有燥屎

其色必黑者

大便难者

大便则鞕

大便常如漆

大便正黑

便脓血者

协热而利

下利不止

自利不渴者

自利而渴者

下利脉数而渴者又热利下重者

必自下利

呕吐而利

下利清谷不止

虽暴烦下利

或泄利下重者

身蜷而利

下利气者

利止脉不出者

多骛溏

不大便腹濡

拾　遗

小儿屎青色，乃肝乘脾位，久不愈易成惊，多服浓辛姜枣汤愈。(亲)

红白痢下重，屎孔痛，肝肾汤[1]。烟漏，人参、白术、茯苓、当归、川芎、白芍、桂枝、粟壳等分，研末。治胃风飧泄，加制附子、赤石脂、山萸肉、鸦片烟灰，干末服。治烟漏。(待)

炮黑姜、楂炭、炒飞面各四两，研末，每服三钱，干末服，治诸下利神验。此常州顾雨田先生所授方也。(亲)

八仙糕：枳实、白术、山药、山楂肉、茯苓、陈皮、莲肉、党参各二两，粳米、糯米各一升，同研作膏。文加破故纸二两，治脾肾虚泻久痢。(待)

血虚胃燥，大便不畅，常服六味地黄丸。又甜水梨亦可吃。(待)

脾约五仁丸：麻仁、杏仁、桃仁、郁李仁、松子仁，研末，蜜丸，每服五十丸。(待)

---

① 肝肾汤：制附子、白术（米制）、党参、当归、黄芪、白芍、炙甘草各钱半，大熟地、怀牛膝（酒制透）各一两，浓煎去渣，磨广木香汁一匙，砂仁、五谷虫末各三分许，冲入，搅和，匀三次服。

蜣螂，即推粪虫、屎壳郎也。蝼蛄，焙，研末，攻硬屎甚效。(待)

五更泄，破故纸、党参、熟地各一两，炮姜、茯苓、泽泻、山药、莲肉各二两，研末，每服三五钱，化服。(待)

孕妇下利，阿胶、艾叶煎服。(待)

筋

入阴筋者

筋惕

伤筋

筋伤则缓

转筋之为病

拾　遗

筋挛痛，茯苓心木一两，乳香去油一钱，石器研，每服二钱，木瓜汤下。(待)

薏苡仁末煮吃，治筋挛。(待)

筋寒则急，血虚亦筋急。桂枝、白芍、炙甘草各八分，制附子一钱，干姜四分，绵芪、当归各钱半，大熟地、怀牛膝（酒浸，炙）各一两，明乳香三分，浓煎去渣，加陈酒一盏，冲服。(待)

筋热成痿，四肢不收，治以麻黄升麻汤，重加萎蕤即玉竹①。为君。(待)

舒筋法：大竹筒一尺四寸许，两头钻眼，系以绳，挂腰间，

---

① 玉竹：原作“玉烛”，据文义改。

坐定，两足踏竹筒上，令筒在地上搓滚，日作一枝香。(待)

续筋，旋覆花根即金沸草。打汁滴伤处，渣敷上，半月不开，筋自续好。(待)

骨

骨节疼痛

骨节烦痛

骨节痛

骨节痛烦

骨伤则痿又诸肢节疼痛

拾　遗

四肢定痛膏：乳香、没药各钱半，生姜自然汁半斤，牛皮胶三两，入铜杓内烊化，再移至隔水炖成膏，入花椒、官桂末各五分，搅和，临用摊皮纸上。量痛处大小阔狭，裁剪实贴。烧热鞋底，纸外熨之，半月勿脱去，中起小泡愈。(待)

侧柏叶煎服，渣熨洗，治肢节大痛昼静夜，名白虎历节风。(待)

骨麻，从头顶心麻至心胸。从心胸麻至足者，死。人粪烧灰，豆腐浆调服。(待)

知母、青蒿、地骨皮、丹皮，退骨蒸。松节、川椒、鹿茸，温骨髓。(待)

地黄、怀牛膝、补骨脂，诸畜脊髓、腰子、骨髓均补骨。(待)

接骨杉木炭，研极细，白砂糖蒸熔，乘热摊贴破骨伤筋，用老桑皮纸包扎，半月愈。又当归七钱半，川续断，川芎、没药、骨碎补①各五钱，研细，古铜钱二个，火煅、醋淬七次，研细，水飞。乳香二钱半，木香一钱，松香六两，香油一两半，和上药末，隔水炖熔，摊贴。又蟹壳烧灰研末，酒调服尽醉，骨自合。又赤铜屑，火煅、醋淬入九次，研水飞一厘，当归、没药各五分，研。另用川续断、地黄各一两，酒煎，冲服上药末，以手摩运伤处。又外用生半夏、黄柏打烂，敷七日。㊙

经

若欲作再经者

发汗则动经

过经谵语者

过经乃可下之

附子温经

极寒伤经

水入于经

经脉动惕者

邪在于经

经络受邪

故称如经也

温经汤

经水适来适断者

经断未及三月

妇人陷经

---

① 骨碎补：原作“骨碎浦”，据文义改。

拾　遗

妇人经将至，腹膨，疼痛，畏寒，拈痛种麟丸。当归（醋炙）五钱，川芎、桂枝、白芍炭、枳实炭、炙甘草各二钱，炮黑姜、五灵脂、蒲黄、怀牛膝各四钱，熟地二两，煨水姜三大片、大红枣（去核）十二枚，浓煎，布绞去渣，每服一大盏，日三服。服后以手摩少腹、两腰及疼痛处，三剂全愈。易生麟儿[①]。㊅

络

游于经络

极热伤络

络脉空虚又邪在于络

拾　遗

老丝瓜络引经络。又橘络行络痰。㊕

脉

平脉法

辨脉法

利止脉不出者又脉不至者

无脉者

厥逆无脉

复脉汤

六小浮沉迟数同等

---

① 麟儿：又称麒麟儿，指颖异的小孩子，是对孩子的美称。

脉已解
脉阴阳俱停
其脉伏坚直上下
脉大为劳
阳明脉大
大则为寒
尺中迟者
脉反沉
尺中脉微又脉结代
关脉小细沉紧
其脉关上浮者
脉促者
脉促
脉浮人弦
脉沉而细者
脉浮虚而涩者
尺中小紧
脉得诸芤动微紧
动则为惊
阳微阴弦
尺中亦大而涩又脉紧如转索无常者
脉来细而附骨者
脉浮而细滑又脉沉者
阴脉小弱

拾　遗

脉出至中指尖上，名离经。孕妇得此脉，急速临盆，子即

下矣。(亲)

反关脉，鱼际寸口无脉，动在大指臂侧。甚者，令病人覆手取之。(亲)

人脉只有两部，尺寸阴阳也。关乃尺寸出入必由之路，犹之关卡，独居虚位。所以关脉见象，则阴阳同病，难治，甚者必死。(亲)

奇经八脉，督、任、冲、带、阳跷、阴跷、阳维、阴维也，皆出于诸脉之余，查《铜人图》，可知其部位主治。(亲)

反脉，证见阳，脉反沉。证虚羸，脉反实。(亲)

病有从证不从脉，从脉不从证治法。又能合色脉，可以万全。医贵见机活泼[1]从事。(亲)

人长，下指宜疏。短，宜密。(亲)

人参、麦冬并用，名生脉散。又黄芪主尺脉不至。(亲)

灸厥阴[2]。(待)

言语声音

不能言

不能语言声不出者

舌则难言

语言难出

语言不休

语声寂然又喑喑然又啾啾然

---

① 活泼：灵活。

② 灸厥阴：灸足大指下后二寸，或寸半陷中，灸三壮，名太冲二穴者。

独语又谵语者

重语也

声乱咽嘶

则声嗄然

拾　遗

人饮食起居，强于平人，而独声哑。若哑至绝不闻者，三年必死，勿治之。㊟

法半夏、败叫子、蝉衣均出声音。㊕

鸡蛋白，清晨百滚水冲服一枚，出声音。㊕

小儿四五岁不能言语，赤小豆研末，酒调涂舌下，五六次。又哑子多耳聋。㊕

六气风寒暑湿燥火

名为中风

名曰伤寒

风则伤卫寒则伤营

风中于前寒中于暮

五脏风寒

风气相搏

风水

喜中风

风温为病

太阳中热者暍是也

湿家之为病

妇人六十二种风

干燥而烦

渴而口燥烦

胃中干燥

口干舌燥又胃中燥

胃燥

以火劫发汗

名为火邪

拾　遗

脑后风，壁缝风，汗出当风，坐卧当窗户受风，此等风最毒，切宜避之如避箭。㊟

肠风下利，漉漉有声，童便下荆芥末三钱。㊕

浮萍一味，蜜丸，治三十六种风。㊕

中风辨，卒颠仆，遗尿屎，不省人事。今名真中风，非也，乃脏腑自败，卒死病也。文以人参、附子、干姜、炙甘草大剂频灌，可救百中之一二。若半身不遂，口眼㖞斜，乃仲圣所谓风之为病也。治法备于六经篇中。后人伪造大小续命、大小活络汤、丸，吃得人非死亦成残废，可哀也夫！

合病并病阴阳合并三阴结

合病

并病

阴阳合病

此名脏结

拾　遗

合病、并病、阴阳错杂、三阴结及诸坏病，上手最难辨悉，不可轻用攻病药，当以建中汤加减出入，固守中宫，静伺何经病势有懈可击，然后于建中方内加一二味攻病药，先救里、救表，随机应变，活泼治之。㊪

发热恶风寒

发热汗不出者又蒸蒸发热者

发热有时

遂协热而利

小有潮热

结胸热实

但热者

必潮热

发热而渴

时发热

无热恶寒者

热多寒少

微发热恶寒者

复往来寒热者

恶风大渴

而复恶寒汗出者

啬啬恶寒淅淅恶风翕翕发热

病解反恶寒者

如热状

拾　遗

大凡恶寒发热，服桂枝汤。热转甚者，乃欲解之兆，勿怪，

再进一剂，自愈。(亲)

黄芪、防风、白术、五味子，名玉屏风散，治病后畏风。然不若芍药附子甘草汤。(亲)

烦躁

其人大烦

静而复时烦者

若胸中烦而不呕

郁郁微烦者

不汗出而烦躁者

不烦而躁者

其人躁烦者

躁烦四逆者又烦躁欲死者

其人躁无暂安时者

若躁烦脉急数者

拾　遗

风则烦，寒则躁。烦，其声扬，四肢温，宜微发汗。躁，声如马嘶，四肢冷，宜温经。烦甚为欲解，躁甚多死。(亲)

疟

若形如疟

如疟状

疟病

拾　遗

凡疟来已二三次，服过姜枣汤，或桂枝等汤。重过了，用常山（烧酒炒）二钱、草果（煨）五分，加入桂枝汤内，匀两大盏。先饮一盏，临疟日，再饮一盏。微覆下身，勿令汗干。耐心过了日暮恶时，疟自止。常服姜枣汤。又从未患过疟者为胎疟，不可截，即截亦不止。只可听其淹缠①，多服姜枣汤而已。(亲)

又常山二钱，草果一钱，烧酒和面，拌打一千下，为二丸。以一丸贴背脊骨第二节下、第三节上，岐缝间外加贴肉桂膏。又一丸，纳脐眼中，日夜勿去之。(待)

孕妇及产后患疟，勿轻治，只有安胎而调血气，往往多死。(亲)

凡疟转痢多死，只有桂枝人参汤拌炮姜、楂炭末，每服三钱，可救命。(亲)

又久疟不止，只有桂、附、姜、术、熟地、姜、枣汤温补脾肾，久服自止。(亲)

截疟，当在二三伐之后。早截防有他患，迟则截不住也。(亲)

痧

小半夏汤

拾　遗

欲吐不吐，头眩，皮肤似紧，指甲白，痧也。先用通关散吹鼻，纸拈刺嚏出，刮痧，吞花椒二三十粒。若呕吐者，小半夏汤凉之服。(亲)

---

① 淹缠：迁延，缠绵。

刮痧部位，背心从发际至尾巴骨[①]居中刮一道，左右各刮一道。左右从项起至肩大筋上斜刮，各一道。背心肋骨软当上，左右斜刮各六七道。两腰眼，各刮两道。手足四挛，各刮一道。用铜钱蘸油，略斜披刮，则不痛。顺刮毕，揩干净油。又在每道上逆刮各七下。咒曰：一二三四五六七，屁股里出。铜钱掷于地，令病人急立起走开，此法极善。㊪

焠痧法：凡见红点如蚊咬，或成片者，以纸拈条子，微蘸油，点着，对定红点多处灼之，立时爆响。㊕

放痧法：邪入血分，必有青紫筋现于臂湾、膝湾，用银眼线针，刺微微见血，切不可深入。凡针直入曰刺，斜入皮肤曰挑。又放痧十处，头顶心百会穴只挑一点。眉心印堂穴，头痛用针不可深。两太阳，眼锐眦后寸许窝中，针不可深。大头瘟，针结喉两旁。急喉疯、乳蛾，针舌下两旁出血。乳头垂下尽处有青紫筋，在乳上下刺之。少商穴，在手十指头指甲两旁，与出指甲处相齐，离指甲两边各韭叶宽，是穴。须从臂起，捋至出指甲近处，刺出血。从大指中指刺起，得松便止，不必十指遍刺，此穴刺可略深。十足指与手指同。又两臂湾曲池穴，以温水拍打，痧筋自出。两膝湾委中穴，先拍看挛上下前后有青筋，名痧眼，用针刺之。刘濯西曰：痧筋每见于臂腿两处，刺可深入寸许。又转筋刺臂弯曲池，膝弯委中。㊕

痧有禁忌挑放者，病起即吐泻，正气亏，误用挑放必死，可用刮及吞花椒诸法。又胸腹忌挑放，防引毒入内。㊪

治痧药丹平散：皂角、细辛各三钱半，雄黄、朱砂、法半夏、木香、藿香、桔梗、薄荷、贯众、防风、白芷、陈皮、甘

① 尾巴骨：原作“尾疤骨”，据文义改。

草各二钱，枯矾钱半，共研极细末，收磁瓶内。每用二三厘吹鼻，男左女右，分一半用姜汤调服。治起首脉散、肢麻、腹痛、牙关紧闭、喉肿不语、名朱砂证、心经疔，外用油纸燃，照胳膊、手腕、腿腕、背心，如有红点红丝，用针挑破出血。㊕

诸翻证。一乌鸦翻，头痛，眼黑，腹痛，指甲青，舌上唇口有青红紫泡，刺之出血。又刺委中、曲池，服丹平散。一哑叭翻，唇青不语，用薄鞋底，沾凉水轻打顶门，服丹平散，一半吹鼻。一哑叭头风，顶心抽掣痛，不语，速令侧卧，以口对心，两膝对口，汗出愈。一兔子翻，倒地僵直，四肢及身搐搦者，泡姜汤灌之。以土作枕，令侧卧，鼻嗅土气，吹服上药。一长蛇翻，腹痛，满地打滚。令人按住，横挑肚皮三针，顶门一针，足心一针，吹服丹平散。一缠丝翻，头痛，腹胀心翻，看前后心有黑丝黄泡者，挑破，醋擦之。如遍身麻木无泡者，名心痧。手足挛青筋各挑一针，炒盐敷之，吹服丹平散。一母猪翻，头拱地，打滚作猪叫，除大指不挑外，余四指包甲薄肉，各挑一针，吹服丹平散。一虾蟆翻，翻白眼，灸顶门，以蒜贴着，灸三壮，易蒜，再灸三壮，吹服丹平散。诸翻证，以针刺为主，挤出恶血。若口紧，用乌梅擦牙龈。又露坑砂洗净一杯许，滚水泡，煎一大碗，匀三服，统治诸痧。㊕

羊毛疹。凡痧目珠青，此痧目珠黄。凡痧指甲青白，此痧指甲多紫色。用烧酒抟黄土，慢揉胸腹脐上，百滚水和掘地三尺深之老泥，澄清水灌之。又羊毛疔，荞麦黑豆末涂之。㊕

疫

霍乱

伏气又风温

阴阳毒

三物备急方

拾　遗

众人病一班[①]者，是天行时疫。治法宜散，宜温通，宜升清降浊，香窜开泄，随证施治。只要一方见效，便可合丸散普救众人。倘诸法治之皆不效，反宜建中温补收全功。㊟

避疫方：黑豆一撮，入水缸中，合家无恙。㊕

终身不吃牛肉，疫鬼不进门。㊟

雄黄水调，涂鼻中，避疫。又雄黄一两，赤小豆（炒）、丹参、鬼箭羽各二钱，为末，蜜丸，梧子大，空心，开水下五丸，与病人同床亦不染。又葱、姜、蒜、薤、韭，名五辛，多吃。又每日吞开口花椒二三十粒，亦避疫。㊟

凡疫家，男病，秽气从口出。女，阴户出。相对坐立之间，识其向背，出门以纸刺鼻取嚏。㊕

治疫诸方：苍术、陈皮、厚朴各三钱，石菖蒲、藿香、甘草各一钱，生姜三片，红枣二枚，煎服，名神术散。又香附、紫苏各二钱，陈皮、苍术、甘草各一钱，生姜三片，葱白二枚。又露坑砂，研末煎服，人屎烧灰作末服。㊕

---

① 一班：表数量。用于人群。

复　易

劳食复

更发热又喜唾又水气又虚羸

暮烦又阴阳易

拾　遗

古人治病，必除病源。所以偶有复病者，皆由病家饮食起居调摄之不慎，非医之罪也。今人专以寒凉酸涩遏邪入内，外似小差，病根内伏。若邪轻而体质旺者，日久亦可自去。若尊荣人，便成痨瘵。荷叶包蟹，生病不死还病死也。哀哉！而举国以古法不可用，奉市医如神明，非钱买枉死，果报不爽矣！㊇

易病不独男女交媾也。病人所吃之余食，病人所用之衣被，均不可速用便吃。又疟疾、恶伤风、疥疠、烂喉痧、杨梅毒、红眼睛，一切风温病，均易传易，当与疫证①参看。㊇

坏　病

此为坏病

又市医坏病

拾　遗

坏病无一定治法。文传以李氏回春丹加减，随机治之。

怪　病

脉有灾怪

---

① 疫证：指《疫·拾遗》篇所述疫证。

拾　遗

近时吴中[①]绅富病家，朝张暮李，居民人等遍地仙方、单方，施送丹丸，乱药杂投，变出希奇百怪病情，不如不经手为上着[②]。

不可治

结胸烦躁

此名脏结

加哕者

脉暴出者

不得卧寐

四逆者又身蜷而利

不烦而躁者又自冒者又息高者又下厥上竭

厥不还者

此亡血

此名除中

脉反实者又汗出不止者

反微喘者又脉不还者又躁不得卧又厥不止者

其人心烦

若下不止者

目眩者

下如污泥

舌不得前

---

① 吴中：今江苏吴县一带，亦泛指吴地。

② 上着：上策，妙计。

关格不通

脉如弦直又反得毛浮者

尺寸不至关

脉病人不病又五绝

名曰代

其目正圆者

入里者

七日不可治

脓成则死

又加利

胃中寒实

曲如蛇行

益躁疾者又如摇者

益下入尺中者

脉数而有热

腹如水状

拾　遗

眼黑起翳。又下半身硬。又两手搐搦不止。又股下生印疮。又形同骨立。又男子足浮，名穿靴。女人头面浮，名带帽。又男子囊缩舌卷，女人阴闭乳缩。又鼻扇，两耳根及人中吊起，两耳白如石灰。又小儿食指绞透双关。(亲)

又以上若在伤寒时气肯服李氏回春丹，可救十中一二。(亲)

七情内伤喜怒忧思悲恐惊

或有忧惨

其人则畏

人恐怖者

动即为惊

喜悲伤

拾　遗

心病心药医，如怒胜喜，悲解怒之类。

饮　食

人不饮

贪食食多

拾　遗

凡夏日饮冷水，当先小口缓缓咽，如吃百滚水状。若急抢饮，多死不救，切嘱。倘误中冷毒，宜灵实如意丹、红灵丹等极香极辣之药，急与嚼。所以夏日身上带之，可行方便。㊟

凡人食物所伤，即以所伤之物烧灰，研末服。文母舅吴晴川方[1]。无人配合，惜哉！㊟

积　聚

有积有聚有槃气

拾　遗

俗名单腹胀、肠菌，无治法。姑录一方：雄猪肚子一只，

---

① 吴晴川方：每年元旦日起，四季人食之点心、饭菜、小吃、水果、一应杂食荤素，每食必先留出少许，或晒，或炙之，令干，收大坛，盖好。若霉变，火上炒之。积之年下，置锅内，烧灰存性，研末。每服三钱，开水化，匀三次服。

洗净肚中，塞实大蒜，煮烂，勿加盐，专吃大蒜令放屁，连做三次。㊢

健　忘

故令喜忘

拾　遗

小儿吃饭换碗，无记心。又挞以记之。又人有要事，或收藏物件，闭目凝神，向头脑里想一想，易记得。㊪

癫狂痫

状若厥癫

阳气衰者为癫

其人如狂

亡阳必惊狂

奄然发狂

拾　遗

癫，俗名文痴。多笑者，为心气有余。用炒熟盐两许，橘皮、莱菔子各二两，浓煎苦汁灌之，仍令吐出。再灌再吐。㊢

狂，攻其血与燥屎，如桃核承气汤、抵当汤。又胡说乱语，乃痰火也，文用全瓜篓、枳实各三五钱许，茯苓、茯神各两许，浓煎去渣，加生姜汁、竹沥各一杯。另研琥珀屑三五分许冲入，搅匀，频频灌之。㊢

又凡文痴及狂乱、痰火千方百计治不效，乃血气衰而缭乱，川芎、当归（醋炙）、黄芪、党参、白芍、炙甘草各钱半，熟地

一两，干姜、附子各一钱，白术（米制）五钱，山萸肉廿粒，桂圆、红枣肉各九枚，浓煎，一剂匀三日服，一百剂愈。㊡

五痫病。㊕

痨

虚劳证治

拾　遗

痨病，花样不一，除遵仲圣方治之外，文杜拟一方，治愈有人。山药（炒黄）半斤，黄芪、党参、白芍、炙甘草各一两，制附子、桂枝、干姜、百部、白蔹、芜荑、鹤虱各三钱，炒，研末，男女裤子，前后近阴处裆布各寸许，烧灰。十四物，共研筛和。另煮生地、熟地、怀牛膝（酒浸、炙）各一两，如膏，稍加炼蜜，打如泥，拌上十四味末，臼中打千下，丸如梧子大，每日晨、午、夜各服三十丸，合共九十丸，一年勿间。又每朝开水吞开口花椒廿一粒，一年勿间。神方也，男女老少均效，勿泛视。㊡

虫

蛔

狐惑

白虫

疳虫

必吐蛔

拾　遗

毛发生虱。又久吞花椒杀痨虫。又皮衣箱内放樟脑，一年

换两次，不生蛀虫。又风湿烂皮虫。㊟

使君子、榧子蒸吃，治小儿下寸白虫[①]。㊢

百部、雄黄烧烟，四面护好，留一孔，扎竹管，其上对准有虫眼处熏之，杀牙虫，及诸虫。㊢

喉痒，肺管虫。㊟

猫吃切面下白蛆。㊟

眠不眠

嗜卧者

但欲寐也

心烦但欲寐

默默欲眠

但欲眠睡

多眠睡

不得卧寐者

不得眠者

不得卧

不得眠

汗吐下后虚烦不得眠

不能卧

烦躁不得眠

但坐不得眠

气短不得卧

卧不着席

① 寸白虫：绦虫的别称。

咳逆倚息不得卧

拾　遗

莲子去肉，独取心廿一根，食盐钱半，吃得出盐味，开水泡一盏，候凉，临卧时饮半盏。倘至三更，仍卧不着，再吃一二口，神方也。但必临卧时服，乃效。㊢

眠不着，切勿性急。要紧他睡着，了去心事，默默佛经，或数一至百，不知不觉自然睡着了。㊢

胆热则好眠。㊕

呕吐哕噫呃餲忒胃反寒格

食谷欲呕

干呕吐涎沫又呕家有痈脓者

呕而发热者

呕吐哕证

颇欲吐

朝食暮吐

若食入口即吐

水入则吐者

气逆欲吐

心中热欲吐者

卒呕吐又吐涎沫而癫眩

多涎唾

差后喜唾

吐浊涕

热除必哕

因得哕

若下之早则哕

攻其热必哕又饮水则哕又哕而腹满

加哕者

善噫

干噫

噫气不除者

故令气饲

其人必饲

拾 遗

突受冷风入口，打呃忒，白胡椒末开水下。㊝

老刀豆煅存性，研末服，止呃忒。㊝

吴茱萸泡七次，茯苓等分研末，蜜丸，止呕逆吞酸，名吴仙丹。㊝

咳嗽喘上气

痰饮咳嗽

发热而咳又咳而微喘

咳吐脓血

喘而汗出者

微喘直视

无汗而喘者

但苦喘又其人喘满

若喘去麻黄

喘冒不能卧

上气病

拾　遗

咳嗽，背心天柱骨下第二、三脊肺俞两穴间，贴肉桂膏，一月勿去。内中汗出发痒者，自愈。惟久嗽、痨嗽不治。(亲)

又饴糖饼一枚，针千住，纸拈火烧令焦沸，乘热吃，每日一枚，咳嗽神方也。勿嫌火气忽之。(亲)

咳嗽，禁用肺家药说。(亲)

冬瓜子，冰糖煎服，治干咳嗽，禁川贝、桑叶。(待)

杏仁、紫衣胡桃（去衣）、白果打如泥，加冰糖和水，绞汁煮粥吃，定咳喘。(待)

细辛、干姜各八九分许，五味子十粒，仲景小青龙汤治咳。文初不敢用辛姜味三物，后因患重伤风咳呛，不得卧，照方十分中减九分半，煎服三剂，自觉脑壳及鼻梁骨中格格有声，鼻涕及痰活络而愈。以是知三味真咳逆神药，但用不得过钱，每用数分，咳松便止服。(亲)

明矾止痰喘，止咳。(待)

妇女科

妇病

妊娠

新产

拾　遗

经至，痛，种麟丸①。(亲)

---

① 种麟丸：当归（醋炙）五钱，川芎、桂枝、白芍炭、枳实炭、炙甘草各二钱，炮黑姜、五灵脂、蒲黄、怀牛膝各四钱，熟地二两，煨水姜三大片、大红枣（去核）十二枚，浓煎，布绞去渣，每服一大盏，日三服。

又经至时，切忌冷水洗手，吃酸冷物。犯之，患病多不治。(亲)

受孕甫[1]及两月，雄精（研末）一两，红绫包，钉鞋钉两只，男子头发一缕，三物裹一处。另用大红缎子做一小口袋，将上三物装袋内，紧缝口，穿长红阔扁带，要四眼不见。倩[2]本夫或弟兄父代他系挂在左首腰间，昼夜常佩，不可一刻离身，必俟足月临盆方解去，必生男儿，百不失一。若受孕已过三个月方系，不效。又人系过旧者，亦无用。(亲)

孕妇大忌：并举两手，伸懒腰，或从上取物，必落胎。(亲)

孕妇因闪挫，急撒一百个铜钱在地上，令孕妇俯腰缓步，一一拾起，以腹不痛乃止。又孕妇每日扫地一次，大能安胎，且临盆易产。(亲)

苎蔴，金银器煎汤服，止孕妇闪挫漏血。又黄芩、白术并用安胎。(亲)

孕妇伤寒，葱白一物发汗，加豆豉、阿胶治胎动。又黑马料豆煮汁服，渣炒热，熨孕妇腰痛。(待)

孕疟。(亲)

川芎、当归（酒炒），孕妇临盆，大剂煎服，无痛苦，平日亦可服。(亲)

子死腹中，灶心土三钱研细，水调服。(待)

产妇血闷，铁秤锤烧红，焠醋中。又浓益母草汤，加童便

---

① 甫：刚刚，才。

② 倩：请。

灌之。㊒

产后，儿枕块痛，枳实、白芍炒成炭，研末调服。又五灵脂（去砂）、蒲黄、山楂炭同研，红砂糖调服。㊒

产后子肠不收，干净茶壶冲满滚水，仍立倾去水，令产妇极力吸空壶中热气。㊕

又文按宜芎归散理血气。㊕

产后，产门内多肉，如紫蒲桃，名阴瘤，见风渐大。令稳婆伸两指进去，夹住瘤根蒂，轻轻一采，便下。若不速采去，塞满阴户，难治。㊒

产门不开，蛇床子打，拌铅粉炒热，熨之。亦治阴中痛。㊕

冻产，极冷天生产也。勿先断脐带，用油纸拈烧之令热，乃断。又若小儿冻强不哭，急用百滚水，绞极热手巾，熨儿背心，必令哭出，乃止水也。㊒

胞衣不下，令稳婆两手向下按摩产妇腹，揉去胞衣中血水。胞空瘪了，打散头发，刺喉作恶心，轻轻采下。㊒

产后，呃逆烦乱，柿饼一个煎汤热服。又产后经风，马料豆炒，煮汁服。又产后淋闭，当攻去瘀血。蒲黄、五灵脂、瞿麦研末，丸如梧子大，每服廿一粒，日三服。常自以手摩少腹。㊕

添妊娠药忌歌：乌头附子天雄，牛黄巴豆桃仁。牛膝藜芦茜根，槐角红花皂角。三棱莪术薏仁，干漆蔄茹瞿麦。半夏南星通草，干姜大蒜刀豆。延胡常山麝香，斑蝥水蛭蛇蜕。蜈蚣水银砒霜。一切险峻怪药，留心笔下勿用。虽云“有故无殒”，辨证最宜认真。

幼科痘疹惊疳

疳虫

拾　遗

据闻西洋人种牛痘，二三月间，在乳牛耳根动脉处刺取牛痘浆，收玻璃瓶内，勿泄气。种法：将两期岁①小儿女，两臂肘上肩尖下，外侧，小尖刀刺三点，相去约半寸许，两臂共六点，稍见血痕，挤之，即用刀尖蘸牛痘浆送入血痕中，手指略按，见风，令浆干了，乃包扎绢，数日便出痘六粒，大如黄豆。又数日灌浆，必痘似绿色，上浆方足。银针刺破，挤尽其浆，数日落痂而愈。若不自己刺破挤浆，可分种人家小儿，名曰传浆，最好。只忌吃烧酒、葱、蒜、韭，人臭气，及卧火坑。余照常嬉游，勿多忌也。文按：第一要分种各小儿传浆。其次，必挤尽去。绅富不忍挤浆，如中国痘之听其自回，毒气未透，非但防其再出，天花、且痧子必重也。又在二三岁种，勿先令自己搔破，免滋水蔓烂之患。㊣

痧子，又名疹子，切忌请医服药，勿吃生冷荤腥油腻，保住肚子勿作泻，专用神灯照四肢。禁风冷，常令微汗出，汗亦不可太多。十八日全愈，此法最善。㊣

痧子、痘子三年忌韭菜。误吃，再出，慎之。㊣

痧、痘忌孝服、咒骂、哭泣、女子月经、同房污秽不祥之事。㊣

痧子回了，用皮蛋一个，生鸭蛋一个，打调和，加橄榄两

① 期岁：周岁。

枚打，加酒、酱油调和，饭上蒸吃。做二三次，痧子不再出。亦避小儿们传染神方也。(亲)

西河柳末，服四钱，治痧子不出。又胡荽酒煎潠身，治痧子隐没不出。(待)

又西河柳末，沙糖调服，治痧子痢。(待)

五六七三个月，丝瓜烧油酱蟹，小儿吃三五次，少生鸡豆、暑疖。(亲)

疳膨食㑊[1]，腹大，肌瘦，贪吃也。若吃过攻积消食药不愈者，宜滋补肝肾丸。当归（醋炙）、怀牛膝、白芍、炙甘草各四两，制附子、桂枝、砂仁、五谷虫、干姜、山萸肉各一两，大生地、大熟地各一斤，红枣去核半斤，共研，打，炼蜜丸，鸡子大。每日煎一丸，连渣吃，一百丸愈。(亲)

又疳积丸：制苍术、白术、当归（酒洗）、白芍、麦冬、苡仁、山楂肉、石斛、神曲、麦牙、半夏曲、枳壳、萝卜子、陈皮、厚朴、使君子肉、茯苓，槟榔、黄芪（炙）各一两，青皮、莪术、木香、砂仁各五钱，炒，研，丸如弹子大，每日米汤下一丸。文按：二方并用，大有殊功。(待)

惊辨：仲圣云："动则为惊。"此突受惊吓，魂魄不安，卧则说胡话，四肢跳动，治宜叫喜法。法附后。内服枣仁、茯神、桂枝、龙骨四物而已。又"伤寒八九日，下之，胸满烦惊"，此下虚脾胃，胆木乘之，脏腑互相惊扰。又"加温针必惊也"。又"亡阳必惊狂"，言亡其津液也。此数者，或由外触，或由内伤，是惊之为病也，治法圣人均备，百不失一。若项背叽叽，今名搐

① 食㑊：病名，善食而瘦。

搦。头摇，口噤，身热，足寒，脉伏坚或沉迟者，乃痉病也，非惊也。小儿及产妇血气津液不足，邪客之，直中筋脉，筋急见证，仲圣桂枝、葛根、瓜蒌等治法全备。近人以来势急暴者名急惊，缓至十八日剧者名慢惊，动以珠、硃、蟾、麝香窜攻心，犀、羚、芩、连，金石伐肝，吃得人目瞪口呆，至死不变，伤心哉。

文杜拟二法求后圣采择。一急惊。先在脑后大筋上着力提令红肿，哭泣乃止。嗅开关散，纸拈刺鼻取嚏。参苏饮、正气散均可择用。一慢惊。或日久下利，或脐眼受风，信用李氏回春丹，一方二法。久服久用，无不愈者，惟天可表。(亲)

叫喜法：点香烛，供归魂司甲马四十九张。默祷病者年纪名姓，一人大声呼曰“某人归来罢”，一人应曰“归来哉”，焚甲马一张。四十九焚叫毕，在地寻一活虫，或不拘拾一物，红纸包好，放病人枕边，齐声曰“某人归来哉”。香及灯烛勿息，此法极灵。又在灶神前叫，更好。(亲)

一二岁小儿无脉，只看食指纹。透一节，病，二节重，三节死。先用油纸拈火焠之，令缩不见为度。用李氏一方二法佳。(亲)

小儿丹毒，刺出血，小虾、灶心土、鸡蛋同打，涂。又芝麻末，菜油调敷。(待)

小儿宜多抱立，看小儿腿、屁股有肉者，乃真结实。(亲)

小儿惊风，灯火灼顶心、颅门、发际、眉心、鼻尖、人中、上下唇、大指尖甲缝少商穴、脐眼四边、脐眼中，有起死回生之功。(待)

添：初生十八朝内种痘方：金银花、荆芥、红花、桃仁各一钱，生地、赤芍、当归各二钱，生甘草五分。上八味，水二茶杯，煎至一杯，用本小儿脐带二三寸，炭火焙研末，忌煤火，调入药汤内，分数次令服尽。头日服，次日出痘，三日收功，不灌浆结痂，可以终身不再出痘。若毒重，痘后连出痧疹。高培元极言神效。(待)

伤科金木水火接骨出刺

王不留行散

坠马及一切筋骨损方此方亲验十人。

拾　遗

破伤风，天南星姜汁炒，防风、白芷、僵蚕等分研末，童便和酒服二钱，余敷伤处。(待)

破伤水，牡蛎研末，甘草汤送服二钱，余敷伤处。(待)

金疮经风水肿痛，葱叶煨，研敷，并止血。(待)

扙疮，没药末一钱，热人尿服。又三七末先服二钱，扙时血不冲心，扙毕，敷扙处。(待)

汤火伤，大黄醋调敷，止痛，且无瘢痕。(待)

出竹木刺，怀牛膝打，涂。(待)

救破肚肠出，桑皮或蔴为线，敷花乳石粉在线上。若肠子亦破者，先缝好肠子，用芝麻油，将肠润滑放入肚内，然后缝好肚皮，外敷乳香、没药、血竭等粉，贴连皮膏见后。捆定，日久缝线自脱，乃愈。(待)

救自刎，捧正头，桑皮蔴线敷花乳石粉，缝合疮口，掺乳香、没药、血竭粉，贴连皮膏见后。捆定。若气管未断者可活。(待)

人被金疮肠出，新汲井水喷之，令身作寒噤，肠自收入。㊍待

花乳石止金疮出血，化瘀血。㊍待

黄柏七钱，细辛三钱，研敷刀伤无疤痕，名三七散。㊍待

彦[1]制连皮膏：白及片四两，滚水泡，绞汁，加牛皮膏一两，火上隔水炖烊，研花乳石、赤石脂、龙骨粉各钱许，调匀，摊老桑皮纸，口津潮贴。㊍亲

凡伤重晕绝，多灌热人尿即苏。㊍待

七厘散：血竭三两，朱砂三钱六分，红花、乳香、没药各四钱五分，孩儿茶七钱五分，麝香、冰片各三分二厘，研细，每服七厘，故名。日朝、午、夜三服，病重可加服，热酒冲服，治跌打损伤。服后以手揉摩伤痛处。㊍亲

凡扑打损伤，掘地三尺深老泥，蒸热，布包作两包，更换互熨，勿太热，虽死亦活。㊍待

伤骨，接骨。㊍待

金疮或跌打坠压伤，二便不通，水蛭、石灰拌五钱，大黄、黑牵牛头、牛膝、王不留行各二两，为末，每服二钱，热酒调下。过数时，若无效，再进一服，必以二便通，下尽恶血为度。㊍待

乳香、没药、血竭、真上降香油，皆活血止痛、敛疮口要药。㊍待

蝼蛄、象牙、蜣螂研末，均能出针铁入肉，敷上，待作痒甚，乃钳出之。㊍待

---

① 彦：指李缵文，字文彦。

又扁鱼肚里胆，同蝼蛄煮烂，贴，取铁弹入肉。㊕

诸物咬伤针线无

拾　遗

疯狗咬，不肿痛，毒入内矣，急急打散头发，看有红发，每朝细看，必拔尽，不再生了为度。此证不急治。腹内生小狗，人立死，急治方[①]。㊔

又咬处切大蒜片实贴，艾火灸，令肿烂。㊕

猫爪咬，涂薄荷末。㊕

蛇咬，贴蛇皮，艾火灸之。又灰白头草叶上有白灰痕者。揩涂蛇咬处。又蛇咬，吃辛伙反甜者，多多嚼吃，外打涂咬处，并涂烟筒内屎，水烟筒尤佳。令人用艾火、大蒜灸作肿，取出蛇齿。又白芷一两，雄黄四钱，乳香三钱研，每服四钱，酒送下。㊕

蜂叮，酱厚涂。或烧蜂房，或烧丧家古色帖灰，敷。㊕

蜘蛛[②]咬伤，浑身牵丝，蔓青子敷，饮羊乳。或服板蓝根汁。㊕

曲鳝咬，饮盐汤，敷鸡鸭屎。㊕

毛虫螫，马齿苋涂。㊕

八角虫，以尿射人，遍身生疮，如火伤，用盐汤淋洗，铅粉、鸡屎，醋调敷。㊕

---

① 急治方：杏仁、桃仁、怀牛膝各一两，雄黄一钱，焙，研细末，每服一钱，日三服。服时，耳边鸣锣三下。

② 蜘蛛：原作“蛛蜘”。据文义乙正。

误吞骨硬针线无

拾　遗

误吞金银圈、介指、针砸等，毛丝绵剪细，调鸡蛋白吞下，日二三次。明日在大便内检之。若检不着，连吞数日，以检着为止。㊢

误吞铁器及针，活磁石即活吸铁石。研粉，和飞面作团，连吞数枚，明日在大便之内检着为止。㊢

鱼骨硬，含干饭，手将所食鱼盆子一转旋，将饭一口硬咽下，勿嚼。又橄榄吃数枚，无鲜者，磨核饮汁亦可。㊣

误吞蚂蝗，吃生猪鸭血。㊢

吞水银，田泥为丸，吞数枚。又以金银器插入粪门。㊢

诸骨硬，乱丝绒作团，用长绳缚定，硬咽下，绳头在手一抽，骨随团吐出。若未出，再咽，再抽。但宜早做，若咽肿难治。㊢

外科灸

若有痛处当发其痈
若马刀侠瘰者
必发痈脓也

拾　遗

谚云："外科无巧，生脓便好。"言转阳分，只要肯忍一时痛，挤去脓，不治自愈也。㊣

又"一升一降，外科了当"，言挤脓后，只须升药呼脓，降

丹去腐，无须多药也。(亲)

文于此多赘一说焉。一初起止痛内消法：南京肥皂荚去子弦，焙黄，研细，加食盐、醋，拌打如脂，厚涂之，两三日夜勿脱落。内中发痒极，非成脓自溃，必自消去。(亲)

又山药、白糖、活蟹打如脂，涂。以上二法，若打的不烂，涂的不着实者，不效。(亲)

一溃后托脓退热法：消不去必溃，或且未老先白头，有寒热，苏姜十味加减法。紫苏、干姜、白术、白芍、甘草、黄芪、党参、法半夏各二钱，生姜三大片，红枣（去核）九枚。若生在上部加升麻、桔梗各七分。身侧加柴胡（水炒）七分。身下加怀牛膝三钱。若生附骨加制附子钱半，熟地、怀牛膝（酒浸，炙）各八钱。若痛甚加乳香、没药末各分许，后下冲入。若不能食，加五谷虫、砂仁各三分，水三饭碗，煎至一碗，匀两次服，可服二三剂。外用神灯照法，朝、午、夜三次。直照至脓足穿溃，生肌收功平复方止。(亲)

凡百发背①、搭手腰疽②、肚注、阴疽、阳痈，悉主之。(亲)

升降丹方：水银、皂矾、明矾、火硝、食盐各一两，只此五味。若有白砒、硇砂，便是烂药，不可用。其升降法，药店有知之者，不赘。(亲)

溃脓法：生巴豆一粒，研去油，放清凉膏上，照准痈疽红软处实贴，名呼脓膏。一昼夜自穿溃，免用刀针伤筋脉。(亲)

又皂角刺烧存性，酒研下，能引至痛处溃脓。又瓜子浸令

---

① 发背：生于背脊部的痈疽。

② 搭手腰疽：生于腰部肾俞穴的有头疽。

芽出，一两煎服，能溃肠痈、内痈。(待)

欲知内疽痛处久用甑中气垢，饭店或有之。点口中，名阴胶[①]。(待)

人屎烧灰，敷疔及痈疽根上。又人口津于未开口时，频频涂痈疽初起。(待)

白芷涂，去败脓。(待)

拔管[②]去恶肉。(待)

移疮法：生南星、草乌、黄柏、白及各二两，五倍子炒研一两，米泔水调如粥糊，疮四围如墙壁，可移险疮于不险处。又雄黄、小麦面、曲蟮，原醋调敷半边，亦可移疮。(待)

铁井栏，芙蓉叶，重阳前一日采，苍耳子，端午前一日采，烧存性，为末，蜜水调敷，可圈定疮，不畔开。(待)

敛疮口。滑石、花蕊石，鸡内金各五钱，白及三钱半，白蔹二钱，黄丹、乳香各一钱为末，干掺。(待)

去瘢法：大黄、白矾研末，时时擦之。(待)

取轻粉毒法：取开口去目花椒卅粒，土茯苓汤送下，服至粪内花椒无轻粉为度。(待)

麻药方：川乌、草乌、生半夏、生南星、荜拔、蟾酥、胡椒、细辛，酒调擦之。又公麻雀粪，头尖者是。胡椒各七粒，共研末，烧酒调服。(待)

---

① 阴胶：指炮制药膏时附着在器壁上的胶状物。宋·洪迈《容斋四笔·雷公炮炙论》：“知疮所在，口点阴胶……阴胶即是甑中气垢。点少许于口中，即知脏腑所起，直彻至住处知痛，足可医也。”

② 拔管：在上部灸肩井、鸠尾穴，在下部灸足踝上二寸，各三壮。蛴螬虫剪去两头，安管上，艾炷灸七壮一易虫。凡七易虫。

解麻药法：吃盐汤立醒。(待)

痈疽不能着席，麸皮铺。(待)

杨梅结毒。取男女裤子裆布，前后近阴处者，烧灰，每服三分许，车前草汤送下。外只用升药提脓。纸拈火时时照之，贴清凉膏而已。又多吃山药、白猪肉、人参、白术、八珍粉滋补，此文独得之神方也，毋忽。(亲)

流注、耳后马刀石疽初起、轧鸭蛋、栗子筋。(待)

蜜陀僧，桐油熬，敷冻疮。(待)

石灰洗鳝漏。(待)

小儿暑疖。(亲)

大凡外科，首重脾胃。若起病呕利，不能食者。又漫肿无边际者，勿治之。(亲)

灸法：三月三，五月五，看艾大科似人形者，采之。放陈久，良。熟捣去青的，取白的，入硫磺少许，揉烂。面碗灸法：面做酒杯式，底略薄而平，令半干，放艾火于中。亦有隔布隔蒜灸者，痛者灸至不痛，不痛者灸至痛。烧完艾一炷如人丁壮之力，故曰一壮。(亲)

量法：取男左女手，屈中指，看第二节屈纹两头尖上，柴心量准，截柴心为一寸。量身仍用衣尺。(待)

中毒吃生鸦片烟食物禁忌

食忌

解毒

拾　遗

凡中毒及吃生鸦片烟，总以急涌出为第一要紧。猫屎、人

屎、肥皂，家家必有之物，调冷水，强灌之。再灌再吐，必令吐畅，然后再服解毒诸方。㊂亲

解吞鸦片烟：硼砂一两，研，冷水调，灌令吐。又柿漆和冷水各茶盏，调灌，两人扶走一百步，虽死亦活，神方也。漆店肯送，伞店有买。又吞烟死，切勿棺敛，将人放着地上，切勿见日光，竹筷横口中，令开灌冷水白糖汤。又将死人头发浸冷水中，豆腐放胸前，虽死了七日者，犹可活。(亲)

解砒毒：铅一块，糙石上磨水，旋磨旋灌，自愈。又白扁豆新汲井水调服。又鸡蛋二个，入白矾末三钱，调服。又防风半斤，白矾末一两，煎滚，冷之灌。(待)

蛊毒：临吃食，以筋筑曰：有蛊么？先翻弄让主人先吃。食毕，偷一块埋于十字街中。又生黑豆嚼之不腥，白矾不涩而反甘者，中蛊也。葱汁、菜油各半杯调服，蛊化为水。又广东人家梁上无尘土者蓄蛊。又偷瓜血，放怀中，杀蛊。(待)

解迷闷药：饮凉水，白砂糖调服，更佳。(待)

巴墙头草，煎汁冷吃，解百毒。又掘地三尺老泥，泡水澄清吃，亦解。(待)

卒死客忤恶死

卒死

恶死

备急方

拾　遗

乌痧胀针刺。(待)

羊头风。疔毒暴死，灯火照看遍身，若见有小疮，切大蒜

片艾火灸之，以活为度。㊕

吓死。上好汾酒，或真原高粱烧酒灌之。生半夏末吹鼻中。㊕

脱阳死，盐葱打烂，炒热，熨肚皮下。另煎生附子、干姜、人参、木香汤灌之。㊕

痰厥、气厥，巴豆油作燃子，熏鼻□生半夏末。㊕

梦魇

梦远行

拾　遗

手按心上，或被物压住胸口，则梦魇。房内有火不可息，无火不可点，勿误踏魇人鞋子，一人咬他大拇脚指，即醒。㊕

邪祟

如见鬼状

非有鬼神

象如神灵所作

拾　遗

缚住病人两手大拇指，要两指甲对齐并紧，勿松于出指甲处，两指甲并缝间，放小艾团着肉烧着，艾中少加硫黄易着。名鬼哭穴。可考问鬼名姓，何神管下。必烧令鬼自己鸣，立大誓："此后再不敢来作祟了!"，然后释其缚，备香纸酒肴，远送去之。㊕

客忤鬼气。生半夏、皂角末吹鼻，灌菖蒲、生姜、韭菜等

汁。㊕

苍术末烧并服，驱邪祟。㊕

狐祟，生桐油拌朱砂。男浸阳物，女敷阴户。口含卫茅，又名鬼箭羽。狐不敢近身。㊕

拐匪迷药，嗅屎尿，或撒尿屎自己裤裆中，即醒。㊕

剪缏子。女人头发，鸡犬毛。将被剪处毛发，自己用剪刀，求人再加剪一寸下来，压于屎马桶，或夜壶下，七日勿动之。㊔

人被迷压，照以镜子，或用擦亮铜盆放清水，令病人自照，呼其名，自醒。㊔

又房内放镜子，床前挂明镜，亮铜盆放清水，邪不敢近。㊔

见鬼胡说，痰也。又狂妄。又胆怯。㊔

救饥针线无

拾　遗

糯米、芝麻各三升，蒸熟，晒，研末。红枣三斤，去皮、核，煮烂，连汤并枣肉，和上末，打成丸，早上及午时各嚼一丸，耐饥一日。丸如鸡子大。㊕

栗子、胡桃、红枣、柿饼四味，去皮壳，蒸二时，打作厚饼，一饼可耐饥五日。㊕

牛乳做饼，最耐饥。㊔

以上三法，若久饥肠枯之人，不可骤与食，恐作胀，只可放在怀中防饥。㊔

凡救饿人，切忌急与饱食，食饱立胀死。当少少先与粥吃，并不可太热。若无粥，他物亦只可漫漫□□□□。慎之。㊊亲

皮衣箱内放樟脑，但铜钮子须用纸包好。(亲)

小儿遗尿。(亲)

小儿宜早断乳。(亲)

冬至逢三个戍起腊，腊雪水专退绸缎上油渍。先用滑石细粉隔纸，火斗熨去油净，然后牙刷蘸雪水刷之。俟干，再用火斗隔纸熨之，则不闪光。(亲)

但须放磁器内则不走漏。三年陈，方可用。愈陈佳。(亲)

做乳腐，必立冬后则不臭，紧闭不漏一丝风，不起毛。(亲)

马兰头干烧肉，三伏暑天不坏。(亲)

衣被有血迹、跳虱屎，经过热水，永洗不去。洋油亦然。(亲)

热豆腐浆，刷石墙、木板上，糊纸，永不脱落。但须多刷数遍，令透湿，乃糊得上。(亲)

白及接纸无斑痕。(待)

针砂浸食盐自然露内二日夜，名盐爽，修补缸，并绣牢石物。(亲)

鳖紧闭瓮内，不透气不死，经蚊咬立死。(待)

久雨不晴，以铜勺刮水缸脚，自晴。但有心多试则不验。(亲)

凡百花果，初生萌芽，及萼，切忌浇粪，必焦落。必待叶放足，萼绽放，然后愈浇愈精神也。(亲)

今古升斗分量

一升，今一大盏也。又今二合半也。又六十六升，今一斗七升九合也。(待)

十黍为一铢，六铢为一分，廿四铢为一两。三两，今一两也。二两，今六钱半也。一字，今二分半也。(待)

方寸匕者，古时一寸见方之刀圭，插入药末内，提起不脱落，为一方寸匕。(亲)

治禽兽类

黄雀毛耸，急看粪门内，生小黍米一粒，黄也，用针拔去之，喂生菜油微许。凡百鸟，每有此病，同治。(亲)

鸟折了翅足，芝麻炒熟，杂于食内喂之，自愈。(待)

鸡作眩，不食，灌以生菜油。(亲)

猫犬百病，乌药研末，拌于食内，或煎鱼肉汤内，强灌之。又若生癞，蜈蚣焙研末，杂于食内，喂之。俗名百脚。(亲)

驴马卒倒，急看他两大眼角，有努肉上蔽黑睛，名鼓眼。用指甲掏出，利刀或剪去，鲜血迸出，口含冷水喷之，立愈。若不急治，蔽满黑睛死。(亲)

牛病倒，强扶起，当背脊正中，横刺一针，须挤出血，烧百滚水，凉之与饮。一日夜勿与生水吃，愈。(亲)

养金鱼身起水晶腐，鱼撩养小盆缸内，烈日中晒。又金鱼暴新汲井水不可用，须伏过了一二日，乃用。又金鱼缸，每日下午须冲新汲井水。夏日天将暴雨，不急冲，便闷缸，多死。春、深秋、冬，不必冲，多年宿屎救闷缸。(亲)

校注后记

一、作者生平考

李缵文，吴门（今苏州）人，清代医家。生平不详。仅何时希先生的《中国历代医家传录》记载李氏与清代医家陆懋修皆反对当世叶天士等之学，其余信息皆无。

二、版本源流考

《订正医圣全集》，又名《订正仲景伤寒论释义》《保寿经》，成书于清光绪十四年（1888），全书不分卷。当时该书有两个版本，一为作者李缵文在苏州的自刻本，一为常熟百朝坊的刻本。据《中国中医古籍总目》著录，常熟百朝坊刻本仅藏于宁波图书馆，而宁波图书馆未查到此书，因此，未能见到此版本。清光绪十九年（1893），李氏在原书的基础上，增补了一篇《保寿经针线拾遗》，并作序，成一册，结集第一次出版的三册合为四册出版。序中详述了作者增补此篇的原委。清宣统元年（1909）上海文瑞楼重新刊刻本书，此版本为现存《订正仲景伤寒论释义》各版本中分布范围最广的一个版本。此后，未见该书的再版。故《订正仲景伤寒论释义》有四个版本，但现在能看到的只有三个，分别为：清光绪十四年（1888）苏州著者自刻本，清光绪十九年（1893）刻本，清宣统元年（1909）刻本。

三、底本与校本的选择

本次校注选择清光绪十九年（1893）刻本为底本，选择此版本为底本的原因有二：其一，虽然它不是最早的版本，但是它离最早刻本时间比较近，仅5年。其二，它比最早的版本增补了《保寿经针线拾遗》，此篇为作者的临床心得体会，能很好地反映其学术思想，具备一定的文献价值。以清光绪十四年（1888）苏州自刻本与清宣统元年（1909）上海文瑞楼刻本为校本。

由于本书是对仲景《伤寒论》《金匮要略》原文进行注释，作者以清·吴谦等撰的《医宗金鉴·订正仲景全书》为蓝本，因此，在校注过程中，对于《伤寒论》《金匮要略》条文部分的内容，参考了《医宗金鉴》（武英殿本），《仲景全书》（明赵开美本）。

四、学术思想

（一）重视温补

《订正医圣全集》尊崇仲景、吴谦之学，重视温补，反对当时的市井医生滥用寒凉，不晓变通，导致病情难以控制，而误人无数。作者采用温补之法，自创李氏回春丹：当归（醋炙）、怀牛膝（酒浸，炙）、白术（米泔制）、干姜、制附子、炙甘草，七味各钱二分，黄芪（蜜炙）、潞党参（水炙）、白芍（焙）各一钱，桂枝、砂仁、五谷虫各五分，熟地、大生地各五钱，茯苓、泽泻各三钱，山萸肉（去核）十粒，煨水姜三大片，肥大红枣（去核）六枚，运用于临床多种病证中。

（二）重视脾胃

李氏在复杂病证的治疗上，重视脾胃，如“合病、并病、阴阳错杂、三阴结，及诸坏病，上手最难辨悉，不可轻用攻病药，当以建中汤加减出入，固守中宫，静伺何经病势有懈可击，然后于建中方内加一二味攻病药，先救里、救表，随机应变，活泼治之。”，又如“烂喉痧、风痧、发斑、咽喉白腐闭塞、到处烂、大头瘟、发颐、痄腮、浑身浮、壮热，朝夕变幻莫测，医无可措手。余不慌忙，一心用小建中汤，去饴一味，煎去渣，少少令时时噙咽之。”

此外，李氏在疾病治疗与病后调理上喜用“姜枣汤”，认为“姜枣汤悦脾胃、壮营卫。盖脾旺，营卫盛，何病不去？何病得生？”如：从未患过疟者为胎疟，不可截，即截亦不止，只可听其淹缠，多服姜枣汤而已。又如：小儿少阴病，小便色白，用重姜枣汤。

（三）注重外治法

李氏在临证中常用外治法，《订正医圣全集》蕴含了丰富的外治方法。如葱熨法：生葱、生姜一二斤，切打如泥，绞去汁，火上炒半干，分作两包，轮流熨胸前、及腹、及少腹，并可扎缚于肚脐上，昼夜勿去。又如暖足膏：生附子大者三四只，切打如泥，加好高粱烧酒，老生姜汁，再在臼中杵五千下，如脂，火上烘热，涂在两足心前半寸，名涌泉穴，昼夜勿去。常用于阳虚之危重病人的救治。

五、学术价值

《订正医圣全集》的价值主要体现在：①临床价值。该书作者将仲景全书条文中的证候重新分类整理，并将临床收集来的方药附于每类之后，自己亲验有效的用“㊟”字注明，方便后学参考使用。此外，在当时市井之医喜用寒凉的大背景下，书中论述尊仲景、吴谦之学，告诫大家不要墨守成规，一味使用寒凉，以防误人，对于当今临床不随波逐流，滥用药物有一定的借鉴意义。②文化价值。从作者的注释中可以管窥当时的一些社会现象，如不同地域人的称呼与生活习惯、吴地的方言，当时的假药现象等。

附　李氏方目

选方不求备，求灵。不求多，求精。何谓灵？亲身服过用过，施男女老少百不失一者。何谓精？凡一病多到三方，一治虚，一治实，一治其变。近时选方不下数百家。文独取汪讱菴先生《本草备要》小字诸方。又鲍云韶先生《集验良方》。两家灵而精者，十中可采五六。其余虽上至《千金方》，次至《东医宝鉴》，广之李氏《纲目》，一百方中，难得一二真方也。伏愿后圣亮督。

总书目

伤寒论类方
伤寒论特解
伤寒论集注（徐赤）
伤寒论集注（熊寿试）
伤寒微旨论
伤寒溯源集
订正医圣全集
伤寒启蒙集稿
伤寒尚论辨似
伤寒兼证析义
张卿子伤寒论
金匮要略正义
金匮要略直解
高注金匮要略
伤寒论大方图解
伤寒论辨证广注
伤寒活人指掌图
张仲景金匮要略
伤寒六书纂要辨疑
伤寒六经辨证治法
伤寒类书活人总括
张仲景伤寒原文点精
伤寒活人指掌补注辨疑

诊　　法

脉微
玉函经
外诊法
舌鉴辨正
医学辑要
脉义简摩
脉诀汇辨
脉学辑要
脉经直指
脉理正义
脉理存真
脉理宗经
脉镜须知
察病指南
崔真人脉诀
四诊脉鉴大全
删注脉诀规正
图注脉诀辨真
脉诀刊误集解
重订诊家直诀
人元脉影归指图说
脉诀指掌病式图说
脉学注释汇参证治

针灸推拿

针灸节要
针灸全生
针灸逢源
备急灸法
神灸经纶
传悟灵济录
小儿推拿广意
小儿推拿秘诀
太乙神针心法
杨敬斋针灸全书

本　　草

药征
药鉴
药镜
本草汇
本草便
法古录
食品集
上医本草
山居本草
长沙药解
本经经释
本经疏证
本草分经
本草正义
本草汇笺
本草汇纂
本草发明
本草发挥
本草约言
本草求原
本草明览
本草详节
本草洞诠
本草真诠
本草通玄
本草集要
本草辑要
本草纂要
识病捷法
药性提要
药征续编
药性纂要
药品化义
药理近考
食物本草
食鉴本草
炮炙全书
分类草药性
本经序疏要
本经续疏证
本草经解要
青囊药性赋
分部本草妙用
本草二十四品
本草经疏辑要
本草乘雅半偈
生草药性备要
芷园臆草题药
类经证治本草
神农本草经赞
神农本经会通
神农本经校注
药性分类主治
艺林汇考饮食篇
本草纲目易知录
汤液本草经雅正
新刊药性要略大全

淑景堂改订注释寒热温平药性赋

方　书

医便

卫生编

袖珍方

仁术便览

古方汇精

圣济总录

众妙仙方

李氏医鉴

医方丛话

医方约说

医方便览

乾坤生意

悬袖便方

救急易方

程氏释方

集古良方

摄生总论

摄生秘剖

辨症良方

活人心法（朱权）

卫生家宝方

见心斋药录

寿世简便集

医方大成论

医方考绳愆

鸡峰普济方

饲鹤亭集方

临症经验方

思济堂方书

济世碎金方

揣摩有得集

亟斋急应奇方

乾坤生意秘韫

简易普济良方

内外验方秘传

名方类证医书大全

新编南北经验医方大成

临证综合

医级

医悟

丹台玉案

玉机辨症

古今医诗

本草权度

弄丸心法

医林绳墨

医学碎金

医学粹精

医宗备要

医宗宝镜

医宗撮精

医经小学

医垒元戎

证治要义

松厓医径

扁鹊心书

素仙简要
慎斋遗书
折肱漫录
济众新编
丹溪心法附余
方氏脉症正宗
世医通变要法
医林绳墨大全
医林纂要探源
普济内外全书
医方一盘珠全集
医林口谱六治秘书

温　病

伤暑论
温证指归
瘟疫发源
医寄伏阴论
温热论笺正
温热病指南集
寒瘟条辨摘要

内　科

医镜
内科摘录
证因通考
解围元薮
燥气总论
医法征验录
医略十三篇
琅嬛青囊要
医林类证集要
林氏活人录汇编
罗太无口授三法
芷园素社痎疟论疏

女　科

广生编
仁寿镜
树蕙编
女科指掌
女科撮要
广嗣全诀
广嗣要语
广嗣须知
孕育玄机
妇科玉尺
妇科百辨
妇科良方
妇科备考
妇科宝案
妇科指归
求嗣指源
坤元是保
坤中之要
祈嗣真诠
种子心法
济阴近编
济阴宝筏
秘传女科

秘珍济阴

黄氏女科

女科万金方

彤园妇人科

女科百效全书

叶氏女科证治

妇科秘兰全书

宋氏女科撮要

茅氏女科秘方

节斋公胎产医案

秘传内府经验女科

儿　　科

婴儿论

幼科折衷

幼科指归

全幼心鉴

保婴全方

保婴撮要

活幼口议

活幼心书

小儿病源方论

幼科医学指南

痘疹活幼心法

新刻幼科百效全书

补要袖珍小儿方论

儿科推拿摘要辨症指南

外　　科

大河外科

外科真诠

枕藏外科

外科明隐集

外科集验方

外证医案汇编

外科百效全书

外科活人定本

外科秘授著要

疮疡经验全书

外科心法真验指掌

片石居疡科治法辑要

伤　　科

正骨范

接骨全书

跌打大全

全身骨图考正

伤科方书六种

眼　　科

目经大成

目科捷径

眼科启明

眼科要旨

眼科阐微

眼科集成

眼科纂要

银海指南

明目神验方

银海精微补

咽喉口齿

养　生

医案医话医论

养性轩临证医案

养新堂医论读本

祝茹穹先生医印

谦益斋外科医案

太医局诸科程文格

古今医家经论汇编

莲斋医意立斋案疏

医　　史

医学读书志

医学读书附志

综　　合

元汇医镜

平法寓言

寿芝医略

杏苑生春

医林正印

医法青篇

医学五则

医学汇函

医学集成（刘仕廉）

医学集成（傅滋）

医学辩害

医经允中

医钞类编

证治合参

宝命真诠

活人心法（刘以仁）

家藏蒙筌

心印绀珠经

雪潭居医约

嵩厓尊生书

医书汇参辑成

罗氏会约医镜

罗浩医书二种

景岳全书发挥

寿身小补家藏

胡文焕医书三种

铁如意轩医书四种

脉药联珠药性食物考

汉阳叶氏丛刻医集二种